大展好書 好書大展

大展好書 好書大展

獻給

瑪麗・愛倫・拉丁頓・羅奇
以及阿米德・賽伊・哈希姆

當我仍在接受特別護理時，沒有人認為我能活得下來，是他們持續以皮膚緊貼皮膚的接觸方式照護我，救了我的生命。

還有給
未來的下一代。

前言——感激的話

幾個感謝的字眼不足以充分表達我對姬因・安德森博士滿心的感激，她是這樣一位激勵人心的護理研究學者——也是一位導師，當我在研究的志業上蹣跚前行時，是她柔和地引領我跨過所面臨的渾沌混亂，指導我走進一片有無限可能的廣大天地，同時授與我知識的工具，讓我能夠應付嚴苛的學術質問，在我和我的同事心裡，她是母親初生兒間交互關愛付出護理這門學問的偉大母親，沒有她的智慧和支持，我的研究必定還無法完成，有一次她告訴我一則富蘭克林的格言「機會只照顧那些懂得機會的心靈」，而我知道，安德森博士的心靈為我開啟了整個世界的機會，以及她其他所有良師，我已受益良多，就彷彿我靈魂中的普羅米修斯已鑿開了姬因・安德森博士智識的火種一般。

一位臨床的研究人員必須仰賴臨床醫師代為將研究調查的可能性詳加區別討論並予改善，也需要依靠這些優秀的護士，桃蒂・腓力普、卡蘿・湯普森、瓊安・史溫施、蘇妲・羅亞、安妮・哈林雪德、莎琳・辛普森博士、露茲・安耶拉・阿爾戈特和格拉迪・麥德林諸位小姐，都是我要感激的人，她們讓整個研究有實行的可能，也使得過程充滿趣味，這些護士們自願付出無數個小時時間來做補充、資料收集和資料發表的工作，隨著她們的日益投入，不斷對袋鼠式護理提出突出的問題，再有條理地找出方法來解答那些問題，我們的研究，日趨壯大，她們教給我的是這麼多，另外還有兩位醫師必須特別加以褒揚，由於他們願意對袋鼠式護理冒險一試，才使它有可能再受到保證確認並得以被採用，袋鼠式護理在美國如果沒有特派初生兒醫學專家安東尼・哈迪德博士，必將陷入掙扎苦戰，他相信母親與嬰兒應該在一起，而且樂意向規範挑戰，來揭露堅持完成這項哲理的卓越優點，同樣地，哥倫比亞卡利市山谷大學醫院的小兒科主任亨伯特・雷博士，在答應讓袋鼠式護理證明它的好處和潛力時，也冒下了空前的風險。當然，如果沒有這些寶寶和他們的父親、母親擔任我們研究中的實驗對象，便絕無可能完成在初生兒特別護理方面的巨大變革，而少了這個支持，袋鼠式護理便無法存在，依著所有參與袋鼠式護理工作的父母親和專家們所擁有的開放心靈，他們定會承認這是個可以容忍的迷人實習。我還要感謝上帝給我一位像蘇珊・戈蘭這樣的朋友，她是一位作家，能捕捉得住我悄悄來去的想法，並能以細膩優美的文字，將我對於這種強調自然關愛付出的美妙形式，所擁有的難解之希望與情感表達出來，而當然再也沒旁的人能像她一樣，容忍我那紊亂不定的工作時間表（或許根本就沒有時間表），謝謝你們，因為你們大家的幫助，使我能找到使母親和嬰兒永遠在一起保持接觸的方法。

蘇珊・拉丁頓霍伊

至於我這部份，我想感謝我們在萬丹的總編輯冬妮‧伯克班克，因為她有先見之明和推動這項計劃的熱誠，如果沒有她的鼓勵，這本書在蘇珊‧拉丁頓霍伊眼裡，恐怕仍是一線遙不可及的微光，另外我還要感謝柯林‧奧謝，因為他具洞察力的問題和評論，幫助我們將工作做到最好以打動父母親們的心，而如同這一樣，我還要向我們的代理商鮑伯‧泰比恩致上深深謝意，他是這麼照顧我們的權益。

再來我還要感謝我的先生米奇，如果沒有他像個盟友、知己、情人、啦啦隊長一樣地支持我，並給我精神和物質援助的來源，不會有這本書，至於我的孩子，小查理和愛咪，現在幾乎都已長大成人，是他們教會我什麼叫親子關係和母愛，而對於我的父母，亞瑟和瑪麗‧克萊恩韓德勒，他們養育、關愛和保護我，沒有他們，又哪來的我！

最後，我想感謝蘇珊‧拉丁頓霍伊，為了她對自己的信念的先見和勇氣，也因為她那慷慨的精神和追根究柢的意志，就我所知沒有哪個人能像她一樣，幫助這麼多家人去愛自己的寶寶，為了她這一項和其他的贈禮，我滿懷感激。

蘇珊·戈蘭

媽媽們對袋鼠式護理的看法

「在袋鼠式護理期間，我覺得非常平靜和放鬆，懷裡抱著辛蒂教人覺得很安慰，那種感覺非常自然，這活動除了對她有影響之外，對我更是最佳的療傷良方！」

「現在我覺得跟自己的寶寶更為熟悉，能夠觸碰她而不再害怕失手或傷害她，在調整她的姿勢好餵她吃奶的時候，我的感覺更為輕鬆自在，想到能帶她回家，我甚至比以前更為興奮。」

「能夠抱著他，而且明白他喜歡媽咪抱，真是多麽美好，光只是能聞著他的頭髮——棒極了！」

父親的心聲也一樣

「原本對自己面對他的能力十分憂慮，如今一切擔憂已經煙消雲散，這是一次非常快樂的經驗，我實際感覺到自己跟他更為親近。」

「這活動帶給我這麼多的歡樂，我從不曾這麼快樂過。」

目錄

第一章

什麼是袋鼠式護理

一、現代的早產兒護理革命

一九九一年十月份，在美國麻薩諸塞州波士頓地區的布里格姆婦女醫院裡，有個非常幼小的早產兒提早了十六週誕生（懷孕期為二十四週），當時這個名叫史帝文的嬰兒情況很糟，如何才能搶救他的生命對醫護人員來說，真是個棘手的大難題，他們試遍了所有的方法均告無效，很不幸地，史帝文眼看著就將這樣子逐漸死去，他的血壓不斷下降，而他那尚未長全的肺臟也無法供應他足夠的氧氣。

依著初生兒特別護理單位（NICU）護士們的指示，他們把史帝文抱給了他的母親桃樂西，好讓她有機會見小寶寶最後一面，隨後他們離開了兩小時，讓母親和寶寶獨處。

但是當他們回來的時候，眼前卻有一場驚喜正等著他們！當時史帝文身上還連接著所有的裝置和監測設備，桃樂西也還抱著他，可是她把寶寶的衣服脫去，很自然地靠在自己袒露的胸前，負責照料的護士觀察了史帝文的生命跡象，原以為最後一刻該到了，不料卻發現他的血液帶氧量竟已增加，而二氧化碳含量則有下降（正如人們的期盼），另外，血壓亦較穩定，呼吸較不費力。

護士將情形知會了住院醫師，他們都要求桃樂西整夜繼續抱著寶寶，以便偵測他的進展，在這二十四小時裡，史帝文的情況有了戲劇性的改善，當桃樂西感到疲累時，她的丈夫傑克便接手繼續抱著小孩，往後的兩天裡史帝文都留在這所教學醫院的特別護理育兒室中。

在這三天期間，史帝文的生理狀況有了一百八十度的轉變，健康護理人員不斷做各種可能的努力來挽救他的生命，傑克和桃樂西兩人因為這樣日以繼夜的守護工作，都累得精疲力竭，初生兒特別護理人員於是建議他們，將袋鼠式看護（kangarooing）的時間減為一天三小時，接下來的幾星期裡，這對夫妻每天傍晚輪流看守，直到史帝文能離開早產兒保育器，改睡開放式嬰兒床為止，而後史帝文在四個月大時辦理了出院，幾個月之後，史帝文和父母上了「早安美國」這個節目，大談「一個『奇蹟下的嬰兒』和他的家庭」。

受到這件成功案例的鼓舞，美國保健人員十分熱切地對其他早產兒也嚐試採用懷抱看護方式，於是沒多久原本用換氣裝置來調整呼吸的小寶寶們，就通通被安置在自己父母的胸膛前了。藉著桃樂西和史帝文這樁愉快的意外，已經證明了袋鼠式護理的鉅大成效。

什麼是早產兒?

儘管一般咸信懷孕需時九個月(三十六週),但理想上足月的嬰兒應在四十週時誕生,而任何在三十八週到四十二週之間誕生的寶寶都可視為足月,至於懷孕期只有三十七週或者更短的嬰兒則為早產或未足月,我們也稱之為未成熟嬰兒(premies)。

在美國誕生的嬰兒中,有百分之七的早產比率,亦即一年之中大約有二十五萬個早產兒,儘管過去六年中,未足月生產的情形已受控制,但是在美國境內,各個醫院的初生兒特別護理單位裡的未成熟嬰兒仍較過往為多,不過今日的醫學已有長足進步,甚至懷孕期才只二十四到二十六星期的嬰兒(提早了十六到十四星期),醫生和護士們都有辦法挽救,而像這樣的早產兒,就算在一九八六年,都還沒有多少存活的機會呢!

因為科技上的進展,使得人們得以拯救越來越早出生的早產兒,並且獲取優良小生命的可能性也有增加,許多小嬰兒出生後的頭幾個星期或頭幾個月,都是待在醫院的裝備裡,而二十六週大的早產兒可以要求住院三個月時間。

不過,雖然對挽救早產兒生命來說,住院治療是十分必要的措施,但這麼做也有它的缺點；從懷孕八週起，小胎兒的感官系統雖然尚未十分成熟，可是卻已能發揮功能，這也就是說，從誕生的那一刻起，早產兒便已能夠觀看、感覺、觸摸、聞嗅、辨味和察知動靜，事實上，因為他的腦部尚未完全長全，無法過濾掉不重要的訊息，他的系統還可能過度敏感，即便是最輕微的噪音，都可能讓他受到驚嚇，使他的心跳率昇高、呼吸停頓，並且臉色由紅轉綠，他會瞇起眼睛以避開亮光，然後很快他就學會了，通常在人們的碰觸之後，緊隨而來的就是各種醫療診治所帶來的疼痛。

雖然小寶寶沒有防備能力，但是在初生兒特別護理單位的高科技隔離裡，他必須忍受幾星期、甚至幾個月非常重要，但具攻擊性的醫療過程，更甚者，他還必須與父母分離，在初生兒特別護理單位裡，保健護理人員和機器偵測著他所有的身體功能，這使得他得到擁抱和撫摸的機會受到限制。

眼見著自己的幼兒身上裝著管線和感應裝置，自己卻只能一旁乾瞪眼，愛莫能助地聽著他在抽血時哭號，是件令人痛苦的事，而當聽到他呼吸困難或沒有機器幫助便無法維持體溫時，更是令人驚惶，在你的子女生命的最初幾天或幾星期裡，對他有掌控力量的，是機器，不是你。

面對這樣的遭遇，你可能覺得無力幫他，而因為准許探望的次數有限，特別是在你明白，你的早產兒雖然非常病弱，但仍是個小小的人之後，你可能還得和恐懼、慌張和渴盼等情緒對抗，他需要你以愛的擁抱和親情給他溫暖，讓他能復元、成長和茁壯。

袋鼠式護理革命

不過到了一九八三年時，在早產兒醫療上出現了一種改革，人們叫它袋鼠式護理（Kangaroo Care），這種方式帶來了雙重希望：亦即幫助早產兒脫離早產的影響，並且幫助為人父母者取回權利，和自己的寶寶緊密連結在一起。袋鼠式護理只不過是你對自己的早產兒所能提供的最大助力，它是科技醫療干涉的補正，整個過程不須花費一毛錢，要的只是父母親愉悅付出的愛。

在進行袋鼠式護理時，醫院工作人員會從保育器或嬰兒床裡，抱出你那包著尿布的寶寶，並且幫你抱直他，皮膚貼著皮膚、胸膛貼著胸膛，就這樣子讓小嬰兒躺在你的懷裡一或二小時之後，你將會發現他平靜了下來，蜷縮起身子睡著了，他甚至還可能試著要吃奶。袋鼠式護理中斷了特別護理單位裡的吵雜和紛亂，保護你的孩子，使他免去強光噪音的干擾，甚至連腳跟上的針刺都除去，允許他好好地沈睡著，袋鼠式護理就是這麼簡單，但它卻對父母與嬰兒提供了難以言盡的好處。

袋鼠式護理的好處

為什麼袋鼠式護理能幫助早產兒成長，彌補因早產而未及成熟的各種功能？由國際科學研究提出的說法顯示，袋鼠式護理能提供早產兒許多生理和心理上的助益，其中包括：

- 穩定的心跳率。
- 較為規律的呼吸。
- 週身氧氣分佈情形改善。
- 防止寒冷的逼迫（當早產兒體溫太冷時，為了保持溫暖，他會燃燒許多必要的氧和卡路里）。
- 睡眠時段增長（在睡眠中，嬰兒腦部漸趨成熟）。
- 體重增加較為快速。
- 減少無益的活動，以免耗去維持嬰兒成長和健康所需的卡路里。

• 減少哭泣。
• 較長的警戒時間。
• 提供以母乳哺育的機會，並可享有母奶有益健康的好處。
• 較早有緊密的親子關係。
• 增加提早出院的可能性。

在六、「為什麼你應該採用袋鼠式護理」的篇幅裡，我們將針對這些好處做更詳盡的探討。

至於為人父母者所得的好處也已經得到證實，儘管仍有先天上的困難存在，但是做過袋鼠式護理的人都覺得，對於整個生產經歷過程，自己變得較為積極，他們熱切盼望並且準備好了要帶寶寶回家，因為他們已經喜歡上和寶寶連結在一起的機會，並且建立了愛的關係，所以他們有自信能處理一切，不只是母親如此，父親也一樣。（詳見二、「袋鼠式護理有益親子關係」，和十二、「專門寫給為人父者的話」。）簡言之，袋鼠式護理不僅能幫助早產兒康復，也能使他們的父母關愛、積極、自信地參與護理工作。

為什麼袋鼠式護理能奏效？

為什麼這樣簡單、自然並且低科技的護理形式，對於高科技下產生的嬰兒如此有效，而且還有這麼多醫療好處？這看起來似乎沒什麼道理，但是包括我在內，還有世界各地其他人一直以來所從事的研究都告訴我們，這方法確實有效。對於可用來矯正呼吸和早產兒遭遇的其他醫學壓迫的既定醫療方案，袋鼠式護理雖無法加以取代，卻可作為補充。

我相信袋鼠式護理之所以能有如此漂亮的成績，乃由三項因素促成：

- 它製造了和子宮類似的情境，諸如非常親近母親的心跳聲，還有母親的聲音，伴隨著呼吸時的和緩韻律性晃動，這些都是早產兒所熟悉的情況。
- 它提供了包圍，又允許蜷縮起身子（彎曲手臂和腿）。
- 它保護嬰兒，使他得以暫時躲開初生兒特別護理單位裡那些令人感到壓迫的事項。

在七、「為什麼袋鼠式護理能奏效？」中，我將更進一步分析這些因素，現在只要暫時記住，袋鼠式護理是種允許你積極扮演父母角色、成為孩子生命的一部份，並且一俟醫療安全許可便負擔起照顧工作的方法，袋鼠式護理加快了你希望的建立親子關係的過程，一旦你開始採取袋鼠式護理，很快你便會發現，小寶寶在躺進你懷裡時有多麽感激歡喜，他的臉龐和小手都放鬆了下來、停止拳打腳踢、面帶微笑並且進入沈睡狀態，這些表現都只在小嬰兒感到安全、被愛和放心時才會出現，而你也會因此得到很大的安慰。

雙胞胎也能採用袋鼠式護理嗎？

當然沒問題！假使你的雙胞胎是提前早產，你可以同時抱著他們（一邊抱一個）、分開抱他們（一個抱一段時間）、或是跟孩子的父親替換（當他抱其中一個時，你便抱另一個），事實上有位雙胞胎母親便曾同時抱著兩個小寶寶長達六小時，不僅母子都睡著了，還可互相取暖！如想知道雙胞胎和單一嬰兒袋鼠式護理的更詳盡方法，請閱讀十、「袋鼠式護理前、中、後注意事項」。

袋鼠式護理有哪些成功證明？

面對這麽嶄新的一種措施，為人父母者如何曉得這個討人喜歡的主張有沒有科學證明可作立論依據，關於這點，我很樂意告訴大家，目前已有許多研究人員在科學學報上發表了超過六十篇研究論文，公佈出數以千計的早產兒採用袋鼠式護理後的進步情形，在北歐、英國、法國、德國、印度、烏干達、肯亞、莫三比克、中美洲地區和美國等地方，均已完成研究。

這項證據非常明確實在，例如，許多研究人員曾針對袋鼠式護理期間各種呼吸能力狀況做調查，結果發現有很大的改善，此外，在體重增加、成長、運動神經的發展、放鬆、哺乳的可能性，以及整體健康情形和存活率等各方面同樣也有改善，最後一致的結論是，接受袋鼠式護理的嬰兒到後來的表現都很好。

這方面的研究並得到無數臨床觀測報告的支持。

雖然本書著重的是美國地區的研究，但這些研究工作仍是由其他國家地區帶頭開展的研究推演而來，像我的工作便是受到姬因克蘭斯頓•安德森博士的啟發，袋鼠式護理便是由他引進美國。（見三、「袋鼠式護理的起源」）

目前 UNICEF 和世界衛生組織（World Health Organization）已印行了袋鼠式護理的推介文件，而在美國地區則除了刻正進行的其他研究之外，國家衛生學會（National Institutes of Health）也許可我繼續從事這個範疇的研究調查，當你讀了此處所呈現的證明案例後，你將會了解，為什麼我和其他科學家以及臨床醫師要致力於將這種新式護理醫療方法儘可能運用在更多早產兒身上。

一位母親的故事：瑪莉以袋鼠式護理照顧她的小班

瑪莉打開了位於華盛頓州里奇蘭的卡德里克醫療中心初生兒特別護理單位的大門，她現在已熟悉了這裡的光線和聲音，才一進來她立刻被一片行色匆忙包圍，護士在保育器間敏捷地穿梭著並打開保暖裝置，專心地做著照護工作，小寶寶哭號著，只有早產兒才能發出那種微弱而又高音調的哭聲，周遭盡是金屬儀器碰撞的聲音、X光機的嗡嗡聲，還有刺眼的強光以及糾結的電線（對電氣工而言，那真是一場惡夢），構成了一種規律的混亂感覺，瑪莉找著她的兒子，她是來這裡跟她的新生兒做每日會晤的。

班是在兩星期前出生，懷孕期三十週（提前了十星期），他有兩天曾使用換氣裝置來幫助呼吸，並罹患過呼吸器官方面的傳染病和病痛，剛出生時，他僅重一千五百零二公克，約等於三磅五盎司。

班在他短短的一段人生裡經歷過相當多事情：他曾經呼吸困難、沒辦法吃或是好好消化食物、睡眠不定時，並且沒有片刻得以真正休息，對於時時刻刻照著他背部的那盞亮眼的保暖燈，他似乎有點神經過敏，另外從班小小的身子上像章魚般延伸出許多線路，將他和探測器銜接起來，可以不斷計量著他的心跳、呼吸、帶氧度、血壓和體溫，他不斷挨受著戮刺和各種人們想得出來的測量工作，也難怪他看起來那麼躁怒不安和不愉快了。

瑪莉和她的先生大衛也一樣不好受，打從班出生起，他們就得承受許多問題的折磨和自我質疑的痛苦，他們懷疑為什麼會發生這種事情，是不是懷孕期間做錯了什麼才會早產？為什麼是我們碰上這種事情？為什麼是我們的第一個小孩？班能活下來嗎？等我們帶他回家時，他會不會有特別的需求？他們的情感受創，內心深埋著恐懼。

但是今天瑪莉就可以把這些念頭全拋在腦後了，這是個大日子，班出生就要滿兩星期了，不過；縱使再興奮，負責照料這位迷你嬰兒的護士瓊安今天仍要教瑪莉，該怎麼用袋鼠式護理來照養班。

在瑪莉走進初生兒特別護理單位時，瓊安向她示意：「往這裡走」，並將這位年輕的女士送往一間更衣室，瓊安告訴她：「請脫下妳的罩衫和胸罩，改穿這件黃色醫院用長袍，開口向前，等妳換好，我們會讓妳舒適地待在班的保育器旁。」

瑪莉迅速換好衣服，然後找到挨著班的保育器裝設的躺椅，她彎下身來，看見小男孩因為特別護理單位的強光和嘈雜而顯得煩亂，正揮動著他的手腳。

瑪莉調整了較舒服的姿勢坐好，瓊安將寶寶捧給她（小寶寶穿著尿布並戴著無邊軟帽），讓媽媽跟小孩胸口對著胸口、皮膚貼著皮膚，並且調整好探測導線的位置，以免拉扯住小寶寶或是使他不舒服，她讓班採微斜躺和彎曲的姿勢，使他的膝蓋縮攏在身體下以保持體溫，頭部靠近瑪莉的左胸部，瓊安還將一條標準收訊毯摺成四折，覆在寶寶的背部提供額外的隔離保護，而後瑪莉再將黃色醫院用長袍扣上，包住班已做好覆蓋的小身子。

班立刻舒適地偎近，並且放鬆了下來，他決定要把媽媽的左胸當枕頭，瓊安告訴瑪莉：「在班睡著之前，妳可以做任何想做的事，譬如：跟他說說話、拍拍他或是哼首歌都行。」

瑪莉依著瓊安的提示輕聲對她的孩子說：「好棒喔，小甜心！來！貼近些，你暖不暖和、舒不舒服？別害怕，我好好地抱著你了，你是個好棒的小男孩，你知道我有多愛你嗎？但是媽咪希望你現在先睡會兒覺，我們等一下再聊，我相信你能好好休息。」

瑪莉向護士投以感激的微笑，臉頰上的淚水閃耀著光輝，然後她安靜地凝視著班，看著他閉上眼睛，手指頭也放鬆開來，她才躺進椅子，並且開始唱搖籃曲。

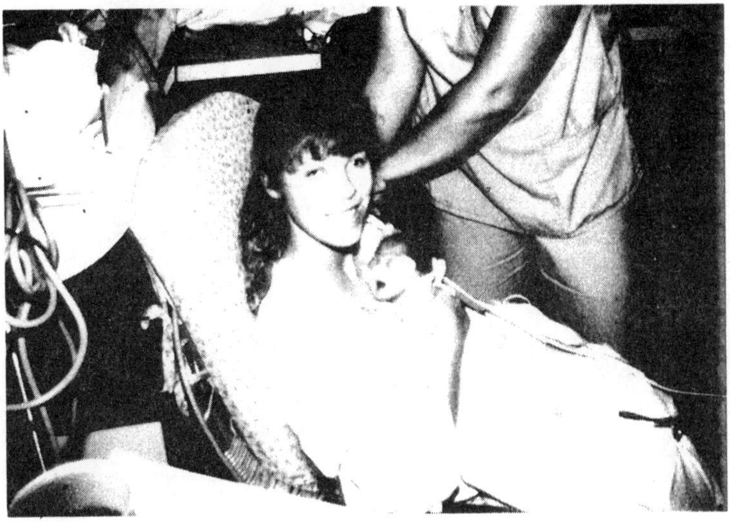

袋鼠式護理中的母親與小寶寶。

幾分鐘內小嬰兒便不知不覺地睡著了，他安詳地躺在母親胸口，只在吸吮的時候才醒來，瑪莉為此而覺得激動，因為早在班剛出生時，她便勤奮地用吸奶器吸吮胸部，希望能親自哺乳，所以當機會來臨時，她早已做好準備，現在班本能地移動著頭找尋她的乳頭，他張開了小嘴盡全力含著乳頭，但是幾乎就在剛搆著的時候，他便又逐漸睡著。

瑪莉驚奇地看著，她確定一下班的腳還包在毯子裡，而後她稍往後靠了一點，讓寶寶和自己更舒服些，很快地連她也睡著了，在探測器喚醒裝置未響前，他們就這樣在一起安詳地睡了兩小時，而班的心跳和呼吸狀況也變得較為規律了。

突然間班醒了，並且開始大哭，瑪莉隨即醒來安撫他並問道：「你餓了嗎？」見他哭號並且嘴裡微微有咀嚼的動作，便將左乳塞給他。

瓊安注意到這邊的動靜，走過來幫忙扶住班的頭，讓他靠在母親胸前，並且鼓勵瑪莉在按壓胸部時，也要讓班保持在適當位置上，方便他在吸吮時能夠呼吸，小男孩吸吮了達三分鐘之久，這是小早產兒在首次哺乳經驗中的一樁重大成就。

在班覺得疲累後，瑪莉將他自胸前舉起放回保育器裡，瓊安替他換過尿布，重新調整好探測器導線，讓他側躺在毯子裡。

瑪莉心裡洋溢著幸福的感覺，她喜極而泣地說：「我等待這一刻已經好久了，能夠還麼親近我的小寶貝，抱他、哺育他、愛他，化去了我所有的煩憂，直到現在，我才真正感覺到我是他的母親，他需要我！在那段只能碰碰他的小手的日子裡，時間似乎特別漫長，你看到了沒？他甚至直盯著我的臉看，他真的很喜歡躺在我的懷裡，我等不及要跟大衛說這件事了，他明天會來這裡替班做袋鼠式護理。現在我總算可以鬆一口氣，他真正是我們的了。」

袋鼠式護理對促進親子關係和提升為人父母能力的效用，極為顯而易見，像這位母親，原本為自己的孩子早產所帶來的難題深感苦惱，藉由袋鼠式護理之助，幫她建立起信心，也是憑著這份信心，才使她的寶寶能平安渡過由住院治療轉為一般家庭照護的過程。瑪莉如今已能用較為愉快和自信的心態來期待迎接自己的寶寶回家。

正如諸位所見，袋鼠式護理計劃花費不多、很有效用、能撫慰人心、不具攻擊性，並且容易施行，它可以幫你渡過時間以及處理小嬰兒生理上的痛苦，這份為人父母者贈與小寶寶的禮物，實在偉大啊。

二、袋鼠式護理有益親子關係

吉妮在參加了一項研究後，也成了我們華盛頓州里奇蘭地區卡德里克醫療中心的袋鼠式護理雙親之一，我們要求她連續五天，每天抽一段時間到初生兒特別護理單位來抱她的寶寶耶西，她的經驗恰足以證明親子關係是多麼強大的一股力量。

實驗的第一天，吉妮來的時候多少仍有點顧慮，她悄悄地走進初生兒特別護理單位，躲在隱密的角落裡脫下衣服，當護士把耶西放在她胸前時，她坐姿僵硬，在袋鼠式護理進行前意見單上，她則寫著：「我不知道自己是不是該這麼做。」她的表現明顯透著焦慮不安。

第二天，吉妮有備而來，大跨步地走進房間，撲通一聲便坐進躺椅，她張開兩臂來接住小寶寶，還幫忙調整好適當位置，在袋鼠式護理進行後意見單上，她寫道：「我的確必須做這個嚐試。」

第三天，吉妮幾乎是跑著進初生兒特別護理單位，一邊向自己兒子的保育器走去，一邊扯下身上的T恤，改套上醫院的長袍，當她親自從保育器捧出孩子放進懷裡，並且將導線沿著孩子身側調整好時，她臉上掛著一抹大咧咧的笑，那笑容賽得過愛麗絲夢遊仙境故事裡的那隻貓，這回她在意見單上寫：「袋鼠式護理是最棒的一件事！我太喜歡它了，我真的、真的、真的非做這件事不可。」

五天之後，吉妮帶著她的丈夫一起來，一走進育嬰室她便轉身對自己先生說：「湯姆，我要給你一個驚喜，脫掉你的襯衫，用力洗洗手。」接著她領他來到他們兒子的保育器前說：「現在你得抱起小寶寶！」

湯姆坐在躺椅上，當妻子把小男孩放在他胸前時，跟吉妮一樣，他也開始笑了起來，很快地他便搖晃著身子唱起歌來了，而耶西在湯姆抱著他的三十分鐘裡，也微笑了不下五次。

袋鼠式護理讓這一家人有機會緊密結合在一起，這個機會早就到來，只是被痛苦地錯失掉了而已。

何謂親子關係？

在誕生後的頭兩天裡，小寶寶都很安靜穩定，這是他第一次有機會去端詳母親的臉、辨認她的聲音、熟悉她的氣味、尋找她的乳房、依偎進她懷裡好好吃一餐並且睡個好覺，藉由這種經驗的不斷重複，親子關係遂得以鞏固。

所謂親子關係同時也包含了為人母者這一方面在宣稱新生兒歸屬於自己時，所表現的一連串特殊行為，一開始時是種獨特的撫觸，在第一次見到自己的寶寶時，做母親的會開始用指尖探觸他的臉頰和手指頭，隔了五或十分鐘後，她便會張開手掌撫摸他，最後，她用整個愛的擁抱淹沒他。

接著，她會開始跟寶寶講話，一下子第三人稱一下子第二人稱，變來變去，並且不斷喊著他的名字：「看看這個小娃娃，他很漂亮哪，小毛，你很漂亮，是不是呀？」另外她還會顯得很渴望跟自己的寶寶眼神交會，她會問：「小毛，你有沒有在看我？我在這裡，我是你的媽咪。」

接下來，這位母親會用眼睛來研究自己的寶寶，算算他的腳趾頭，確定一下每個部份都在動，她還會親自證實孩子的性別，做完這些生理上的盤點之後，再接著她又會開始做比較和聯想：「他有我兄弟的鼻子，還有莎莉姑媽的眼睛，瞧瞧這些手指頭，就跟你的很像！」這些聯想在幫助一位母親認同孩子屬於自己這上頭，起了很重要的作用，她因此知道孩子是自己的，她擁有的正是這個孩子。

然後她又會拿自己新生兒的特徵去詢問護士或是旁的人，她會問有關胎記或是小孩耳朵為什麼看起來這麼軟這類事情，因為這位母親日後將成為自己子女的擁護人，這個階段因此有其重要性。

到最後，當一位母親指著她的寶寶說：「我的寶貝」或是「我的孩子」時，很明顯地親子關係已然於焉開始，至於父親方面的進展，也是在他們去探訪和最後抱起自己的寶寶時，透過同樣的一些階段達成。

早產改變了親子關係的發展過程

當小寶寶提早誕生時，親子關係通常必會遭到延緩，一旦發生了這種事情，很多父母親擔憂他們會因此失去跟自己的孩子建立親密關係的機會，像早些時候出院的莎倫就是個例子，她曾為這個問題來找過我，她看起來幾近狂亂，可以理解她為什麼會如此，「我真的好想帶艾蜜莉回家，把她放在床上，跟我和我的先生在一起。」她抽泣著說：「從三天前她出生起，我就沒辦法見到她，我讀過資料說，在剛出生後頭幾個小時裡，是建立親子關係的重要時期，拉丁頓霍伊博士，這種分離會不會傷害我的小寶寶？」

莎倫的情感反應很正常，在出生早產兒之後，跟著他們還會立刻追究事情的起因。現在這種通用模式自然有必要加以改變，從切斷臍帶那一刻，你的寶寶立刻就被帶開了，你沒有機會去觸碰或是擁抱她，然而，在生產後的這一刻，那卻是你的身體最想做的事！你幾近要嘶喊：「讓我抱抱我的孩子！」

但是就在這關鍵時刻裡，你的早產兒一出生便立刻被送到初生兒工作小組的醫生護士手裡，他們清潔她的臉、測聽她的心臟、從她的鼻孔吹送氧氣，並且灌空氣使她的肺部膨脹，如果必要，還會在她的喉嚨插下管子連接換氣裝置，在這些緊急措施完成後，可能會有位工作小組人員朝你大聲叫著：「你生的是女孩。」也可能醫療人員立刻便把她帶去特別護理單位，你只能匆匆地看一眼你的初生兒。

想當然這情形會令你相當不安，你甚至不被允許去看一看或是抱一抱你的寶寶，只要能跟她在一起，哪怕只有兩分鐘，你都可以因此對你惴想了好幾個月的孩子有個印象，你還可以看看她的眼睛是不是開著，或是所有必要的手指和腳趾有否齊全，讓自己安心，但是，很不幸地，依眼前的情況來看，你甚至聽不到她的哭聲，而插在她喉嚨裡的管子也讓她哭不出來。

另外，你當然也會為了小寶寶的身心幸福心懷極大的憂懼，你擔心她是不是能活下來，而事實上，你的憂慮可能會將你關注的焦點由「這是我的寶寶」轉移到「我的孩子活得了嗎？」，親子關係說有多重要便有多重要，但在眼前卻被棄如敝屣。

此外，你也不可能不加思考地就從分娩檯上跳下來，跟著你的小寶寶去特別護理育嬰室，因為不管你採用的是陰道分娩或是剖腹生產（C-section），你的護士助產士或是產科醫生多半還得替你處理胞衣，或是為你縫合生產時的傷口或切口，而另一方面假使你差遣孩子的父親跟去育嬰室看孩子的情況，因為要獨自面對恐懼，和克服陣痛及分娩後所帶來的實實在在的心理和生理影響，你可能還會覺得更為煩憂狂亂。

初生兒特別護理單位裡的親子關係

在擁抱和撫愛寶寶方面就算有所延遲，也並不表示親子關係便無法建立，這點大家儘可放心，事實上，在分娩前你可能在心理上便已深愛上你的寶寶，肉體上的親子關係容或延後也只有一點點時間而已，當然還是會產生，親子關係並不是種非黑即白的東西，也不是種非

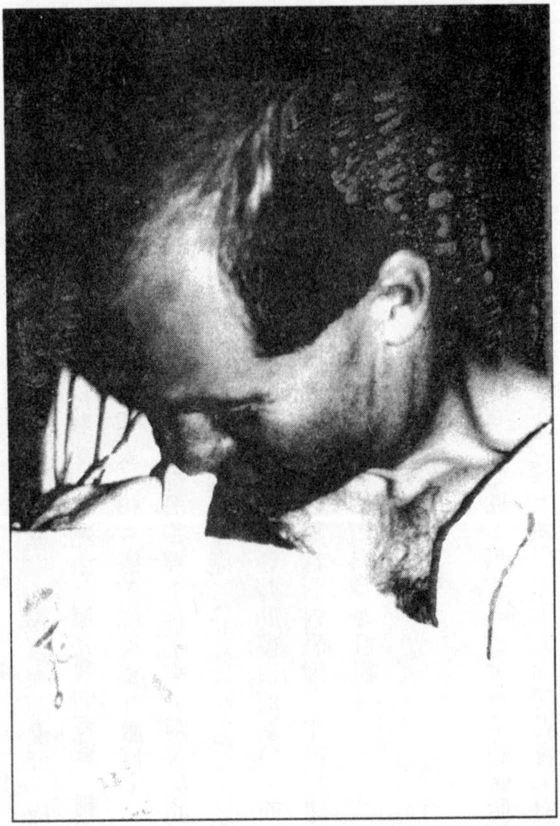

袋鼠式護理可促進親子關係

得在頭兩個小時建立否則全盤盡失的事情，即使你肉體上親子關係的發展過程是在孩子出生後三天或兩星期才開始，或許還多少有點零碎不完整，但是你仍然會克服它。

就如同一位採用袋鼠式護理的母親所說：「所有有關分娩後頭兩個小

時內的親子關係的論點，都是一堆無聊的廢話！我極度愛我的寶寶，事實上，我覺得正因為他是個早產兒，甚至讓我更想保護他。」

儘管因為一些科學儀器設備，可能會讓你沒辦法抱一抱或甚至無法看清楚你的寶寶，使得最初親子關係的進展不是很令人滿意，許多為人父母者受到管子和線路的阻礙，無法走近和逗弄他們的寶寶，甚至看不到他長什麼樣子，但是，我發現父母親如果能學著認識每條管線的作用，他們會較能忽視這些干擾，而把注意力集中在自己小孩身上。

做好第一次去初生兒特別護理單位探視自己的早產兒的準備，你可以這麼跟自己說：「我知道我會受不了所有的裝備設施，但我第一次探視的目的只在看看小寶寶的臉，縱使他可能雙眼緊閉，瞧不見他的眼睛，可是我可以看看他那小巧美麗的嘴，差不多就跟磁器繪的小像一樣，那麼巧而纖細優雅，完美而又微小。」

另外，了解你的早產兒不會像漂亮的嬰兒照片一樣（早產兒不是桂格寶寶），對你也會有所幫助，有位母親就說自己的寶寶看起來像隻「剝了皮的雞！」你的寶寶的皮膚也可能會起皺並且顏色怪異，耳朵還通常既大又血管密佈，頭頂光禿，但是，請給他時間！幾個月內，等你的初生兒發育成熟了，通常在懷孕最後四星期裡增加的脂肪，也會慢慢但卻穩定地在他身上長出來，屆時他也會恰如其分地胖起來。

袋鼠式護理期間的親子關係

無論是用指尖和手掌去探觸你的寶寶的身體、擁抱和摟緊他、和他熟悉、視他為自己所有或是挺身護衛他，這所有的機會都只能在有身體接觸的情況下才能產生。

我相信除非父母和寶寶有機會互相碰觸，否則很難鞏固彼此的關係，即使是包尿布也會對進展有礙，你越早在袋鼠式護理中抱一抱自己的孩子，你便越早能感受到那種伴隨親子關係而來的溫暖、感人和情愛的感覺，另外你也越早能重建自信，相信自己和寶寶之間已然建立了深情摯愛的關係。

當你擁抱著你的孩子時，你可以觸摸他、看著他，我曾看過母親們在這當頭所產生的明顯改變，她們臉部和身體放鬆了下來，臉上綻現微笑，一開始她們可能向屋裡四下張望，但不消多久她們就會重新集中注意力，只專注在自己小寶寶身上，你也會發現袋鼠式護理替你解除了某部份的焦慮不安，就如某位母親所說：「我知道我必須把小孩抱近我的身邊，好讓我心情平靜下來，幫我去應付初生兒特別護理單位中的所有醫療措施。」

袋鼠式護理如何減輕為人父母者的焦慮

研究人員發現在初生兒特別護理單位裡，有四項因素會促使為人父母者確實產生不安：

1.特別護理時的光線和聲音

做父母的跟小孩一樣，都為不斷的噪音和熱鬧雜亂所包圍，諸如嗶嗶響的警報器、哭泣的嬰兒、忙碌進出的專家，還有其他悲痛的父母親，全都教人煩亂困惱。

2.所有工作人員的言行和溝通模式

你可能會覺得護士和醫生們都沒有時間為你適當解說一下，他們在做些什麼，他們可能太快便跳過醫療過程，或是說些你聽不懂的字眼，尤其是所聽到的跟自己孩子有關的訊息間互相矛盾時，更是教人困擾（例如有位護士告訴你，你的寶寶表現艮好，而另一位護士卻告訴你，她必須替他增加百分之五的帶氧度）。

如果你覺得自已有挫折感，不要猶豫，去告訴護士們，你需要他們再撥五分鐘，把過去幾天他們教給你的所有知識再複習一遍，而且在你完全了解之前，他們可能必須重複某些部份二或三遍（用不同方式解說，如果有必要，再加上繪圖輔助）。

3.你的小寶寶的舉動和外表

你的孩子所使用的設備可能給人威脅感，或許你的寶寶有不尋常的膚色（蒼白或黃疸）、不均勻的呼吸、小型身量、發皺的外表、有一時間不休息或是癱軟的毛病，這些現象更令人憂心，又假使你的寶寶看起來憂愁或恐懼，抑或是哭泣，都會加深你的擔憂。

4.你缺少和自己寶寶間的關聯

由於肉體上的分離，你沒辦法在自己想哺育或抱抱小孩時這麼做，加上缺乏隱私，以及無力保護自己寶寶，不能使他免去疼痛和痛苦的醫療過程，都會提高你的焦慮，有許多父母親對於那些為了他們寶寶好的干擾感到無力。

對於許多母親在做袋鼠式護理之前，以及經歷過一次三小時、連續五天總共十到十五小時的探訪過程之後，在前述各項因素上的情形變化，我曾經做過觀察和測量，我很樂意告訴大家，做過袋鼠式護理之後，母親們對於自己孩子的外表和行為，以及對於無法建立關係所感到的焦慮不安，有值得注意的下降現象，因此袋鼠式護理不只提供一位母親懷抱自己寶寶的機會，使她能成功發展親子關係，同時它似乎還可以減低會妨害關係發展的焦慮和過度緊張。

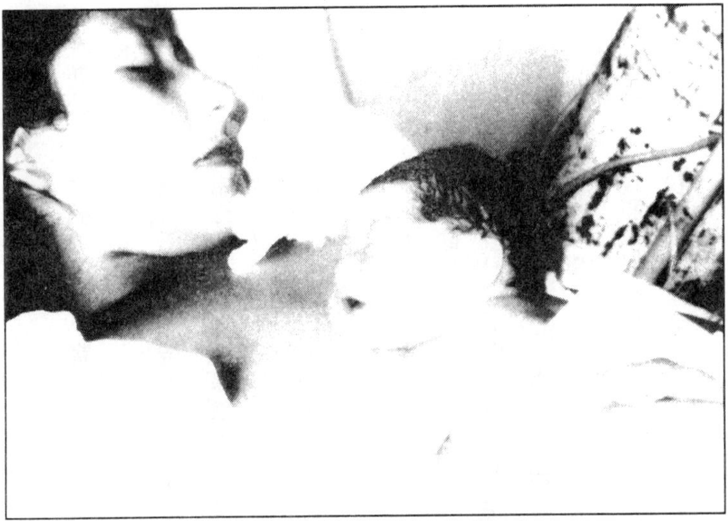

正安詳地做著袋鼠式護理的母親和小寶寶

對於為人父母者的短期和長期好處

加州大學、舊金山醫療中心的家庭保健育嬰教授黛安·阿豐索博士，針對袋鼠式護理對父母親的短期和長期助益做過研究，她發現那些做袋鼠式護理的母親，雖然寶寶仍留在醫院裡，但她們對於自己哺育照護小寶寶有股自信，在育嬰室裡她們輕鬆適意，而且渴盼著出院，但是沒做過袋鼠式護理的母親依她的研究顯示，通常會放棄哺乳，在育嬰室中焦慮不安，對於帶自己的寶寶回家顯得猶豫不決。

兩年後，阿豐索博士再去訪問同樣的這幾位女士，發現了一個相同的模式，即接受過袋鼠式護理的母親，已經「結束」了這樁經驗，在訪談中，她們談的是小寶寶的未來，還有小寶寶現在很好，他們常覺得自己已經盡了全力。

很不幸地，不曾參加袋鼠式護理的母親就不能從早產的陰影中走出來，他們還在自問：「為什麼是我？為什麼是這個寶寶要遭遇這種事情？」「我當初怎麼做會比較好？」仍然在努力著要化解自己的悲傷和罪惡，他們還沒有完全接受早產這件事情。

我的觀測報告和阿豐索博士的研究結果一致，在我的研究裡，有機會體驗袋鼠式護理的父母親，對自己的寶寶都有相同的積極正面回應，除此之外：

- 他們覺得自己跟寶寶很親近。
- 他們對看顧自己寶寶的健康顯得有信心。
- 他們覺得自己受准做這種接觸「正是時候」。
- 他們開始有種信心，相信自己的寶寶受到良好的照顧，能夠好好活下來。
- 他們覺得一切都在掌握中。

一位母親原本對寶寶回家後自己有沒有能力照顧感到忐忑不安，但在做過袋鼠式護理後，她說：「我覺得現在自己跟寶寶較為熟悉，比較能了解她為什麼哭，現在抱她的時候不再害怕自己會失手或傷到她，調整她的位置哺乳時也較自在從容，想到要帶她回家時，我甚至都比以前興奮。」

袋鼠式護理能減輕母親和寶寶所承受的壓力，另一位做完護理的母親也做了說明：「在做袋鼠式護理的時候，我覺得非常平靜輕鬆，能將伊芙琳抱在懷裡教人覺得真是舒服，那感覺非常自然，這麼做除了對她有影響之外，對我也有治療作用！能這樣子皮膚貼著皮膚緊密接觸便是最大的快樂，我對她的擔憂掛慮立刻減去大半，我很肯定每一位做媽媽的只要參加袋鼠式護理一定會有很大的收穫。」

袋鼠式護理能給人力量，每位母親在體驗過這種愛的接觸之後，便會明白她所做的事對孩子來說很特別，是別人無法取代的，她可以感覺到寶寶認得她，可以看到他放鬆下來並且沈沈睡著，袋鼠式護理可以將原本艱困、受創的境遇，做個積極的終結。

另外，還有位母親這麼說：「能夠抱著他，而且知道他喜歡媽咪抱，真是好好，能夠聞一下他的頭髮實在太棒了！」袋鼠式護理對小寶寶和父母親都一樣有治療效果。

三、袋鼠式護理的起源

在美國這樣一個強調高科技醫學的社會裡，醫生和護士們似乎不太可能願意讓早產兒離開他們那精密監測、機器控溫的保育器，而改睡到自己母親的懷裡，沒錯，袋鼠式護理的發源地不是美國，而是哥倫比亞的波哥大，這個戲劇性的治療方法是由埃德加・雷博士和赫克托爾・馬丁內斯博士兩位初生兒醫學專家為拯救早產兒而做的設計，並於一九八三年發表。

在哥倫比亞早產兒的死亡率高達百分之七十（相較之下，在美國像三磅這樣極輕誕生體重的嬰兒死亡率為百分之三十九，三到五磅的嬰兒則只有百分之三），哥倫比亞早產兒致死原因和傳染病及呼吸器官方面的問題有關，即使是在今天，大部份的哥倫比亞公立醫院仍極少有實用的保育器，也沒有無菌配方和房間暖氣設備，電力是既無效力又不可靠，至於設備方面，就算有，也多半是老舊或故障無用的，若有一部保育器真能起作用，便得由好幾個小寶寶來分用，因此染患傳染病的可能性遂隨之激增。

除此之外，依據哥倫比亞衛生部長的說法，生下早產兒的母親通常不願意和小寶寶建立親密關係以及愛上他們，因為他們相信在這麼嚴酷的環境裡，小寶寶無法存活，有些早產兒因缺乏關照及發育不佳症候群而死，其他的小寶寶則根本就被放棄了。

雷博士和馬丁內斯博士所在的這家位於波哥大的醫院並沒有暖氣，而那個城市位在安地斯山脈的一處高原上，氣候相對地較為寒冷，平均溫度約為華氏五十度左右。

雷博士和馬丁內斯博士很清楚那樣的醫療環境絕不具備挽救早產兒的合宜條件，而要迅速改變整個局勢的希望很渺茫，因此他們決定將小寶寶交給他們的母親，讓母親跟小寶寶皮膚跟皮膚接觸地擁抱在一起，這兩位初生兒醫學專家推測，母親自己所能做的或許會比醫療體制所提供的貧乏援助還多，對小寶寶來說，母親的胸部是個快捷、容易而且隨取隨得的覓食好途徑，可以幫他們增加體重，增加他們對極易罹患的傳染病的免疫力，兩位博士覺得他們這麼做有百得而無一失。

這些初生兒醫學專家讓早產兒母親們在他們的照護之下，一天二十四小時抱著小寶寶，女士們必須跟自己的小寶寶睡在一起，而且不管到那裡都得帶著孩子，因為她們真的是將小寶寶「穿」在自己的罩衫下，塞進自己的胸罩裡，或是用打結的圍巾做成的袋子來支撐小寶

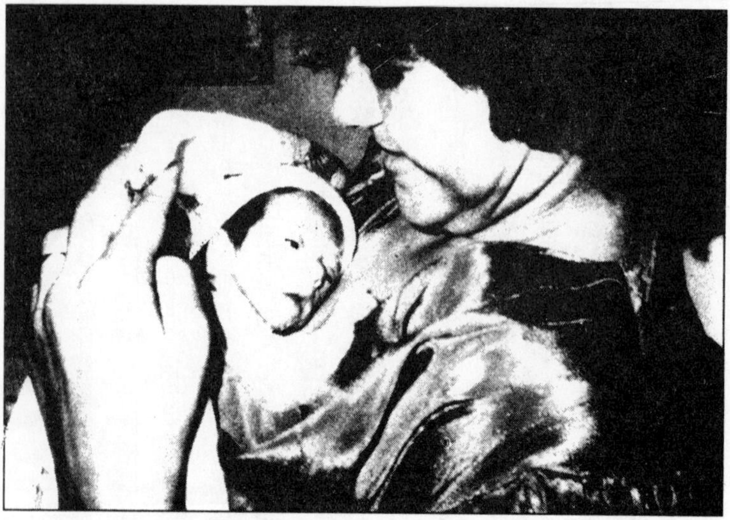

做著袋鼠式護理的小寶寶，由媽媽的領口向外窺探。

寶，於是這種護理方式便命名為「袋鼠式護理」。

這項實驗產生了作用，雷博士和馬丁內斯博士發現這些早產兒的初生死亡率急劇下降，由百分之七十降為百分之三十，而更重要的是，採用袋鼠式護理降低了母親們放棄早產兒的可能性，讓小寶寶體重增加、得以存活，也讓母親們愛自己的寶寶。

當這兩位醫師在波哥大婦幼學會舉辦的第一場有關胎兒和初生兒醫學的國際性會議上，發表他們的調查結果時，吸引了世界各地的注意，也引起了 UNICEF 和世界衛生組織的參與，瑞典、荷蘭、英國等國家很快便在他們的初生兒醫院環境中採用袋鼠式護理，並開始對它的有效性做科學評估，在一九八三年到一九八六年間，歐洲科學家們對袋鼠式護理做了研究調查，然而在美國卻還沒有人施行或研究過這個方法。

我為什麼會走進這個領域

我第一次聽說袋鼠式護理，是在國際幼兒研究協會一九八六年舉辦的兩年一次的會議上，當時在蓋恩斯維爾佛羅里達大學講授育嬰課程的教授姬因・安德森博士，播映了一捲錄影帶，說明她在訪晤波哥大雷博士和馬丁內斯博士時所見識到的這項方法。

影片中一位後懷孕期（Postconception）已三十八週的哥倫比亞母親，帶著她採行袋鼠式護理的早產兒回到醫院做每日例行檢查，她將寶寶兜在自己的衣服裡面，讓寶寶的小腦袋從她的罩衫領口伸出來，這位年輕的婦女進到診所裡，等寶寶做過秤重和身高測量後，再照原位將寶寶放回母親懷裡，而偎在母親胸前的小寶寶看起來十分滿足和放鬆。

這部影片吸引住我，不只是因為它開闢了新的領域（就它所做成的事情），而是因為這位年輕的女士不斷地撫摸著小寶寶的頭，對我來說，這小寶寶的放鬆和滿足似乎至少有某部份是來自母親反覆的撫弄，按我的觀察，我相信一般認為的袋鼠式護理的好處，本來該是愛的撫觸起的作用，不然至少有部份是，我之所以特別關心撫觸的影響效用，是因為早幾年我在德州女子大學的博士研究論文，以及在貝勒大學的博士後研究中，曾研究調查過節奏性重複的撫摸有助嬰兒誕生後快速增加體重。

就在我觀賞著安德森博士的袋鼠式護理錄影帶時，我的腦海裡同時追憶起我早先研究過的那些小寶寶，這個哥倫比亞早產兒所表現出來的深度放鬆，正和我在撫摸研究中所見到的情形相同，安德森博士解釋說，袋鼠式護理寶寶以一種平和且不過度緊張的態度來回應他們處身的環境，而在體重增加方面他們也較沒做過袋鼠式護理的寶寶好，我因此推想撫摸也發揮了部份作用。

在一九八七年我有個機會親自觀察袋鼠式護理，這是因為我針對嬰兒發育和嬰兒激勵作用做了研究和發表著述（我與蘇珊・戈蘭特合著《如何才能有個較聰明的寶寶》，一九八六年萬丹出版），哥倫比亞衛生部長因此邀請我，前去諮商如何才能將早產兒遺棄的情形減至最少，並提高人們對所有小孩的情愛。

這項邀請跟來自EMESFAO的諮問同時抵達（EMESFAO即哥倫比亞婦產科精神疾病預防學會），後者是個由醫師、護士組成的團體，他們邀請我去波哥大為胎兒激勵（fetal stimulation）工作提供新的建議，他們想知道的是母親在懷孕期間怎麼樣做才能提高對為人母者的親子情感牽繫。

我答覆這兩個團體，如果他們願意回饋教我一點東西，我很樂意赴會，而我想學的是袋鼠式護理，很幸運地安德森博士取得了許可，准許我們在婦幼學會做研究調查，婦幼學會是波哥大地區高危險群嬰兒的主要指定醫院。

但是很不幸地，在我們訪晤的幾星期裡，由於經濟上的困難迫使醫院拒絕接收新病患，使得我們無法完成計劃中的研究工作，不過我們的確見著了參與袋鼠式護理的幾位母親，有的寶寶仍住院治療，但即將可以離開特別護理育嬰室，有的則已經出院，但仍定時到叫做 La Casita 的診所做追蹤調查（這診所是由世界衛生組織為響應雷博士和馬丁內斯博士的工作而建）。

在醫院裡，母親們來到鄰近育嬰室的特別哺乳室，在那兒醫師會幫她們調整好嬰兒在胸前的適當位置，而後母親和自己的寶寶在一起做袋鼠式護理二到三小時，在這期間，母親們等著小寶寶來嗅聞母乳、偎向胸前、覓食、找到奶頭和吸吮，如果小寶寶能協調吸吮、吞嚥和呼吸等動作，護士便會准許她們在做袋鼠式護理時帶著小嬰兒回家，但她們得依指示，隔天就帶小孩回來做體重增加情形和傳染病徵兆檢查。

如果回院的小寶寶體重並未增加，那麼護士便會趁著母親抱著小孩做袋鼠式護理時，利用一根小管子將母奶沿寶寶喉嚨送進胃裡，母親們可以每天回院做免費追蹤檢查（由世界衛生組織負擔費用），最後，等小寶寶變得較強壯點時，改為每隔一天回院一次，接下來是一星期一次、一個月兩次，這樣子一直到嬰兒至少滿週歲為止。

很諷刺的是，待在波哥大的三星期裡，我沒看到撫摸的動作，參與袋鼠式護理計劃的母親們，沒有一個人像錄影帶裡的女士一樣撫摸自己的寶寶，然而就算沒有它，嬰兒們仍毫無疑問地一樣滿足和放鬆，而且還不只這樣，他們的體重增加得很漂亮，狀況維持良好，所有這一切都告訴我，我應該再進一步研究這個現象，很明顯地，對我來說袋鼠式護理是種不同的觸碰方式，它不是我先前研究調查的節奏性間歇式撫摸，而是種持續、擁抱和包圍的觸碰方式，或許它還更像嬰兒在子宮裡時所體驗過的感覺。

因為在哥倫比亞沒辦法取得任何研究資料，於是我便在美國找尋臨床教學的地點，以便做袋鼠式護理試驗，這可不是件容易的工作，人體實驗研究工作必須得到審查委員會批准，但對許多擔任委員的專家來說，讓為人父母者將早產兒從保育器中抱出來，而後放到他們自己的懷裡，這想法可真不相宜。

在跟八家醫院洽談遭拒之後，我終於在洛杉磯的好萊塢長老會醫療中心找到一位初生兒醫學專家，他十分相信人體接觸對健康的重要性，甚至從早產兒育嬰室裡開始做起亦然，因此他會幫我們的研究得到核准，我跟安東尼•哈迪德博士另外還接洽了另一個審查委員會，到一九八八年，我們終於成功得到做袋鼠式護理實驗的許可，我們可以以準備好即將離開特別護理育嬰室回家的寶寶為研究對象。

因此，在一九八八年我開始在美國從事袋鼠式護理研究工作，先是在加州，而後我的研究工作沿著西海岸擴展，到一九九一年時，更建立了國際性據點。

我的第一項，或許是最吸引人的一項調查結果是，做母親的會不自覺地改變自己的體溫來調節早產兒的皮膚溫度，在我們對母親們胸部皮膚溫度做監測時，我們發現當早產兒體溫太冷時，她們的溫度會上升，而當小寶寶過熱時則會下降。

在對十二對母子做過這個現象的觀察之後，我的研究夥伴瓊•史溫施、卡羅爾•湯普森和我很好奇，假如我們跟一位女士說小寶寶體溫變冷了，是不是會加速她調整自己的體溫，我們決定做個嚐試，於是站到一位母親身後告訴她：「妳的小寶寶好像有點冷。」結果在兩

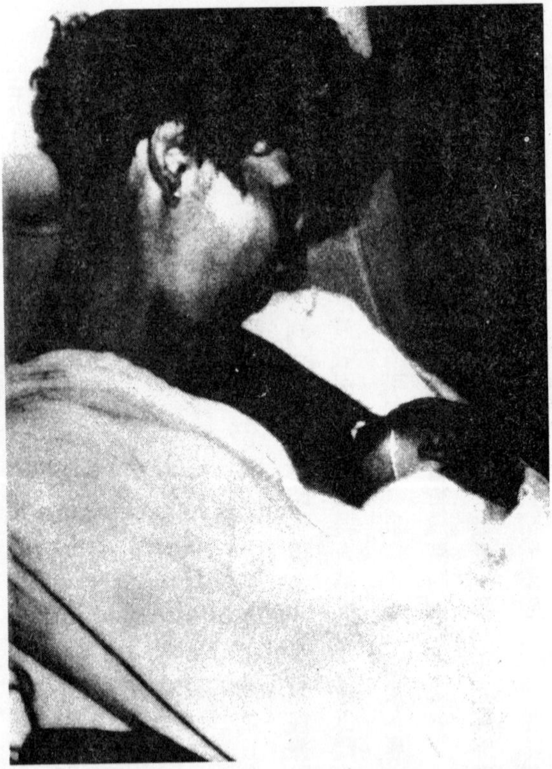

在做袋鼠式護理時，小寶寶皮膚溫度不知不覺地便會受母親皮膚溫度的調整（母子體溫同步）。

分鐘內，她胸部的溫度陡升了整整攝氏兩度（華氏約為三點六度），使得早產兒皮膚溫度更進一步提高。

在小寶寶皮膚溫度接近更高的限度時，我告訴這位母親：「他現在夠暖和了。」結果再過了兩分鐘，她的皮膚溫度果然又做了攝氏一至二度的變動，以使小寶寶維持穩定正常的體溫，我們稱這種不自覺的調節現象為「母子體溫同步」，這項有關母親和寶寶間生物學和行為上的共舞現象的發現，跟其他研究人員所發現的嬰兒會隨母親的聲音而移動身體的情形並不相同。

我們的研究還提出其他許多項有趣的發現，我將在這本書裡跟各位分享，但是，在這兒我們先來看看，早產兒在誕生後立刻需要些什麼，而待在特別護理單位裡時又需要些什麼。

四、在初生兒特別護理單位裡的生活

若你想了解袋鼠式護理為什麼能有如此大的效益，那麼回顧一下早產兒停留在特別護理單位時的典型生活狀況，會有所幫助。

以下所描述的情節想表達的是，一個早產兒從出生起，如何接受這種高科技、但有些不帶感情的臨床護理的轟炸困擾，它所描述的這些階段說不定你的寶寶也會經歷到，另外本章也能幫助你了解特別護理單位裡使用的專門術語和機器。

現在讓我們來看看小寶寶南希的案例，這是一件可以充分展現早產兒降臨人世的艱辛過程的代表例子。

一個早到的新生兒

南希誕生時懷孕期為三十週（提早了十星期），原先她的父母愛麗森和傑利期盼的是一次「正常」的生產，他們曾經熱切等待著自己的拉瑪茲（Lamaze）待產課程，還希望能住進自然陣痛分娩及產後復原室，在那個像家一樣的環境裡，他們可以全家人都在一起，就跟其他許許多多為人父母者一樣，他們想像著小寶寶一出生後，立刻更可以躺在他們愛的臂彎裡，幻想著自己縱使會累得筋疲力竭，但是將會體驗到一種成就感和圓滿完整，並且為自己所創造的奇蹟讚歎。

可是很不幸地，一切全不是那麼回事，陣痛在懷孕第二十六週就開始了，迫使愛麗森必須躺在床上，儘管她臥床休息、接受藥物治療，最後甚至住院，但收縮仍不歇止，等到三十週的時候，愛麗森的子宮頸已擴張到超過四公分，為了挽救她自己，而且小寶寶出現了嚴重的感染現象，愛麗森和傑利決定依著他們產科醫師的建議，提早十週利用剖腹生產（C-section；這是種陰道分娩，由於可能弄碎早產兒細緻脆弱的頭蓋骨，而被認為太過危險）生下小寶寶。

結果愛麗森沒進得了他們想像中的那個可愛的生產天地，她被推進了無菌手術室中生產，他們沒能在產後立刻抱到他們的頭一胎小寶寶，小娃兒才一離開媽媽的身體，就立刻被帶走了，這就是所有早產兒誕生的標準過程。

醫療小組照理早產兒

剛一生產，產科醫師立刻就將南希交給了初生兒醫學專家（neonatologist，專門研究初生兒醫學的醫師），他們快速將她送到產房復甦床，在那兒立刻有好幾個人照理她，初生兒護士兼執業醫師琳達為她擦乾身體，同時有初生兒醫學專家測定她的呼吸和心跳率。

南希可以吸進一口氣了，但仍相當淺，而且她的哭聲微弱，她粉紅的膚色開始消褪，逐漸轉為蒼白，醫療小組在她的臉旁吹送氧氣以刺激她呼吸。

南希胸部再度隆起，當我們在產房裡喊：「紅起來」時，她吸進了多一些空氣，但是沒辦法維持下去，很快地她的每一次呼吸都伴隨著強度漸增的咕嚕聲，就算沒有聽診器，我們仍聽得見這賣力的呼吸聲，就在工作人員瞧著南希的胸部時，他們發現在每次吸氣時，她的肋骨和頸部周沿組織也跟著吸進去，南希翕張著她的鼻孔，就好像她要儘可能多收進些空氣，很明顯地她正艱困地要維持住呼吸。

在這同時，愛麗森的切口被縫合了起來，這個手術花了四十五分鐘，雖然在做剖腹產手術時，從腰部以下都做了麻醉但是當醫生們送走她的寶寶時，她仍十分清醒聽得見他們說話，傑利坐在手術檯前頭，描述著他從手術室簾幔後面所能看見的情形，當醫生們火速將南希送去復甦床時，他也跟了過去，他雖然站在後面，但是看得到裡面在做些什麼，偶爾他還跟愛麗森做個報告：「他們現在在幫她擦乾身體。」接著他說：「她看起來很蒼白，他們在給她氧氣。」

在這當頭，痲醉醫師給了她一片鎮靜劑好讓她放鬆，最後她被推進了恢復室裡待了兩個小時，等她痲醉藥力褪去時，那兒的護士替她檢查了心臟、氧氣指數和行動能力，後來在她差不多清醒時，插著含有抗生素、液體和抑制病人用止痛劑的 IVs，便被送進了醫院病房。

但是傑利還留在後頭，因為擔憂小女兒那邊的情況，他留在復甦床邊看護她。

這麼多的管子和線路

初生兒護士兼開業醫師琳達將一條管子沿著南希的喉嚨送向肺部，以確保新生兒能接收到足夠的氧氣，南希因此插了管子，這管子和一部機器相連（即換氣裝置，也有人叫它人工呼吸器），藉此提供特定指數、數量和壓力的氧氣來維持她的肺部張開，並且供給她所需要的氧氣。

管子一插入，南希的呼吸就跟著穩定了下來，她被快速送進了特別護理育嬰室，安置在一張開放式平底床上，床的正上方安裝了一個保暖裝置（即輻射保暖裝置），到了這時候，初生兒醫學專家才允許琳達和特別護理育嬰室工作人員完全接手。

琳達在南希的腹部裝了個小型金屬圓盤（又叫自動控制裝置），以將她的體溫狀況傳報給保暖裝置，而後這套裝置便會因應嬰兒體溫的任何變化做出反應，例如，萬一體溫下降了，這個裝置就會放出更多的熱來保持她的溫暖，如此一來，南希那珍貴的卡路里和氧氣便可用來復元和成長，而不必消耗在維持體溫上了。

接著因為預料南希在保暖裝置下會失去很多體液，琳達立刻又在南希頭皮上插入一條靜脈輸入線，以提供所需液體，另外，她還同時在南希的臍帶上插入一條小管子（即肚臍動脈導管），以方便特別護理護士測量內部血壓、血流量，以及血液帶氧指數，並且使嬰兒在採取血液樣本時，免受反覆針扎之苦。

然後琳達將管子穿進南希臂部靜脈管，直抵心臟，開動了她在肘彎上的 IV 連線（皮下執行運輸線），透過了這條管子，護士可以供給一種叫腸外輸入營養劑的營養液，這種營養劑是直接輸入血液中的，因為這麼做的效用比將營養先送進胃裡好。

每個管子和線路都各自銜接著喞筒或灌注輸入線，這也是護士們要讓南希睡在開放式床舖上的原因，因為這麼一來所有的管線才能通抵各自銜接的裝置，也才能隨著她的動作做反應，每一分鐘不斷變化並且維持機器運作，而不必被密閉式保育器的小圓窗折騰得團團轉。

再接下來，琳達在她的兩隻臂膀和一條腿下縛上電極導線和電線，用來跟負責顯示南希心跳率和呼吸頻率的監測器連接。

工作人員一直不斷監測著南希的帶氧飽和度，在特別護理單位工作人員的對話裡，你會聽到他們用 SaO_2 或是 O_2 Sat 的字眼來指這件事情，而所謂帶氧飽和度指的是小寶寶血液裡攜帶了多少氧量，每個血紅素分子（血細胞中攜帶氧的地方）應含有四個氧分子才算是達到百分之百的帶氧飽和度，如果小寶寶需要氧氣支援，我們會努力維持她的指數在九十二和九十七之間，像南希出生時的 O_2 Sat 就非常低，只有七十八，但在工作人員持續監看監測器後，上升到九十四。

帶氧飽和度的測量工作是由放在寶寶手指、腳趾、耳垂、腳掌側面或手掌皮膚表面上的小型雙重感應器（脈動測氧器）來執行，其中一個感應器傳送微弱的雷射定向無線電波給另一個，以便機械裝置能判斷血紅素細胞中是否攜帶了正確數量的氧分子。

每次心跳會促使組織產生一次膨脹，藉由這個途徑使得氧化處理過的血液得以流動，而感應器在脈搏跳動間擷取飽和度指數，以告訴我們實際送達嬰兒指尖和腳尖的氧氣究竟有多少。

在保暖燈的照射下

南希全身都接好了各種線路後，現在工作人員可以偵測她的進展，並且決定換氣裝置替她呼吸的次數了，他們會做各種各樣的努力，來維持她的呼吸、氧氣、體溫、血容量和血壓在正常範圍內，並且供應她所需要的液體和營養劑，以彌補她在輻射保暖裝置下所蒙受的體液和體重的損失，除此之外，琳達還寫下了調整南希的呼吸（茶鹼）和幫助她肺部成熟（betamethasone）的藥物使用規則。

然而接下來五天裡，情況並不順利，就跟許多早產兒一樣，南希開始有感染的症狀出現：易怒、高溫、心跳快速（tachycardia），使得特別護理護士必須更換換氣裝置設定，以確保南希得到足夠的氧氣，但不要太過量了，南希身邊始終有位護士陪著她，此外因為她有病在身，一天二十四小時裡，護士為她做了抗生素靜脈注射，並且調整了她的攝食，她必須利用皮下執行運輸線緩慢持續餵食才行。

最後南希情況終於開始改善，儘管仍有一些呼吸上的問題，但感染的情況已然痊癒，不再跟開頭一樣需要那麼多氧氣，也不須使用同樣的氧氣氣壓量，護士改變換氣裝置的設定為CPAR（即「持續正量通風口氣壓」），現在不提供小寶寶極大的空氣呼出吸入量，機器反而維持小量持續不變的氣壓以使通風口保持開啟，另外抗生素服用量同樣也予降低，後來南希終於不再需要這些東西了。

過不多久工作人員注意到南希很自然地試著要自己呼吸了，於是他們將人工呼吸器的設定改變，由替她做每一次呼吸，改為每五次只代做四次，等她日趨強壯後，他們還可以更進一步再予減少，不過有時候南希會忘了要呼吸（這種呼吸上的失誤現象叫「無呼吸」現象），碰到這種情況，護士會碰碰她的身體，或是叫她的名字，給她刺激促使她再恢復呼吸。

而在這同時，南希也開始會從容地開闔她的小嘴，只不過還不會吸吮，現在她不再像最初一樣體重減損，反而開始有增加的現象，於是護士慢慢減少從靜脈注入營養劑的份量，改以愛麗森預先為寶寶擠存好的母奶來做腸外輸入攝食的補充，她們先在南希的嘴裡放一個特製奶頭，再用管子從中穿過進入南希的喉嚨，這樣子護士才能每天做一次餵食，將少許愛麗森的母奶直接送進南希的胃裡（這種用管子餵食的方法叫做胃管輸入餵食，使用母乳或是添加營養劑的配方都行），這個奶頭可以幫助南希將吸吮的動作跟飽足後的美好感覺聯結在一起。

在她第一次「用餐」之後三小時，護士重新插人一根管子，但這回又加上了一支注射器，以便測量南希的胃裡究竟還殘留多少母奶，當她們收回注射器中的奶水後，就可以知道南希能消化的母奶有多少，以及還殘留了多少，如果還有超過五立方公分（約為六分之一盎司）母奶留存下來（這叫做「殘渣」），就表示她的消化能力不能如工作人員所樂見的那般好，所以下次胃管輸入餵食若再給同樣的份量，她必然仍是無法消化。

護士們還可使用另一種方法來獲知這個結果，那便是觀測小寶寶腹部四周圍，如果變得鼓脹擴大，那就表示小寶寶肚裡脹滿食物未能消化掉，因此可判定小寶寶還不夠成熟，無法處理加了量的食物。

很幸運地南希已經可以接受母奶，時間過後，由檢查的結果發現她能從胃管取得足夠數量的卡路里，於是工作人員可以拿掉皮下執行運輸線，而南希則得以逐漸改為以胃管餵食，不過實際上，只要愛麗森能來，縱使南希喉嚨裡還插著管子，我們也會把她放到愛麗森懷裡，好讓母子倆能開始學習哺乳的方法（見十一、「袋鼠式護理期間的哺乳」）。

在後懷孕期第三十三週，南希開始能做出強而有力的吸吮動作，因此在愛麗森下一次來探視時，工作人員先為小寶寶量過體重，然後他們要求愛麗森擠出些新鮮的母奶，放進一個裝有依早產兒大小製作的特殊奶頭的小瓶子裡，這種奶頭人們叫它做「早產兒奶頭」，設計得跟人類胸部很像，可以防止母奶由嘴部外溢，以免損害到小寶寶協調吸吮和吞嚥動作的進展，也可避免導致梗塞窒息，另外它同時還可幫助小寶寶培養嘴邊用來吸吮的五十條肌肉的力量。

護士輪換採用胃管餵食和奶頭餵食，如你所預期，他們逐漸減少了胃管餵食的次數，很快地就只對南希採用奶頭餵食了，而因為南希開始藉由吸吮來汲取營養，所以我們叫她「奶頭授乳」寶寶。

逐步轉進早產兒保育器

由胃管到奶頭餵食這項轉變，通常都是在嬰兒住進早產兒保育器時發生，而最令工作人員和她父母高興的是，這個小女孩的情況正逐漸好轉，她現在吃的比以前多，而且體重也增加了。

當她能夠自然地呼吸時，護士便將南希轉放到早產兒保育器裡，現在她的肺部在吸進氧氣時可充分膨脹，而吐氣時也沒有虛脫現象，由於這些正面性的跡象以及良好的帶氧飽和度，他們把南希的換氣裝置拿掉了，改在她的鼻子上裝了兩支小小的送氧叉狀管（cannula；體腔血管插管），以供應較高濃度的氧氣。

在南希接上體腔插管後，護士便留意著她的帶氧飽和指數，接連過了幾天，南希的帶氧飽和度能夠維持在百分之九十二到九十七之間，他們覺得減低供氧量應該沒問題，於是他們又除去體腔插管，並觀察南希對室內空氣的反應如何，因為她的呼吸顯得有點費力，所以在她有需要的時候，他們會為她戴上小氧氣罩，增加供氧（特別是在接受餵食或被搬動的時候），在這時候還可以使用「吹送式」氧氣（「blow-by」Oxygen），這方法是將一根送氧管放在嬰兒鼻子旁邊，以使較高濃度的氧氣能精確地吹過小寶寶的鼻子。

另外還有一項這個階段常有的進展也跟著出現了，護士們發現南希必須使用來控制呼吸和幫助肺部成熟的藥物，可以減少用量了，於是他們開始逐漸斷除供應她這類藥物，但在這同時，他們也小心留意著呼吸上是否出現倒退現象，小寶寶需要時間來逐步調整減少用藥並不是什麼特別的事，有些小寶寶一旦停止用藥，會開始有短時間的呼吸暫停現象，必須立刻再恢復用藥，碰到這種情形，我們會等些日子再重做嘗試，在減少藥物治療的調適期間，小寶寶需要密切留意呼吸（當呼吸暫停偵測器警報響起時，護士便輕輕搓揉他們的皮膚）以及變更用藥劑量。

到了這時候（約在小寶寶拿掉換氣裝置後四十八小時），我們才能開始非常安全地進行袋鼠式護理。為什麼我要建議大家等到換氣管拿掉後才開始呢？因為在管子還在時，比較難既正確地安置小孩，同時又維持管子在適當位置上，所以在這情況下，護士會把南希從保育器裡抱出來，好讓她的父母親能開始肌膚相親地撫愛擁抱她，愛麗森和傑利熱切渴盼展開袋鼠式護理，對於必須透過保育器的小圓窗努力伸長手指頭才能碰一下自己的小寶寶；他們已感到頹喪壓倦，現在終於能實現甜蜜家庭大團圓的美夢，對他們來說真是十分快樂的事。

逐漸改睡開放式嬰兒床

雖然南希還睡在早產兒保育器中，護士仍用自動控制裝置來調整她的體溫，但是他們想看看如果離開了保育器她能否適應，於是他們拿兩片包毯（receiving blankets）包裹住她，將她改放到有護欄的開放式嬰兒床上，而後每隔三小時檢測一次她的腋下溫度，只要體溫維持在攝氏三十六點七度（華氏九十八度）以上，他們就讓她繼續睡在嬰兒床上，他們觀察南希長達四十八小時，以判定她的體溫是否保持穩定。

如果她能有以下幾項表現，他們就會考慮讓南希待在開放式嬰兒床上：

• 她離開早產兒保育器後，體溫毫未下降。
• 她能維持每天十到二十克（三分之一到三分之二盎司）一貫的體重增加比率。
• 她能斷除對供氧的需要，和對諸如茶鹼、電子加速器（betamethasone）、抗生素等藥物的需求。
• 她的呼吸狀況和心跳率已告穩定。

大多數早產兒停留在開放式嬰兒床的時間由十二小時到五天不等，端視房間有多少助益、醫院慣例和嬰兒的狀況來決定，像南希是停留了四天。

改睡開放式嬰兒床時，南希擔負的主要責任是，在改用一般濃度的氧氣後，維持體重的增加，接受餵食時能保持正常呼吸，到了這個階段，護士便要求愛麗森每天來為小寶寶做穿衣、餵食、更衣等工作，並且抱著她四處走走，這些事情幾乎跟她日後在家裡所要做的差不多，雖然南希不需要附帶裝備回家，但其他早產兒可能就需要，所以在這時候，做父母的可能還得學會將伴隨小寶寶回家的某種監測器（譬如家庭式呼吸暫停監測器）的使用方法，以及萬一警報器響了時該怎麼反應。

一等到南希在呼吸、心跳率、體重增加各方面看起來均正常，而且適應了被移動和在開放式嬰兒床上所碰到的刺激，大家便認為她已經可以回家了，她已經達到了後懷孕期三十四週又四天的成熟年紀，現在護士們要求愛麗森在南希住院的最後二十四小時裡陪著她，在育嬰工作人員的支援下，愛麗森睡在醫院裡接手做哺乳、換尿布、替寶寶洗澡和其他幼兒護理工作。

就這樣子，在南希那有點受創的誕生之後不到五星期，愛麗森和傑利能夠帶自己的寶寶回家了，而且他們也明白現在自己有了愛的方法能照護她。

轉變過程

一般來講，早產兒會從持續使用到間歇使用監測器，再從內部監測到外部監測，逐步有所進展，現在讓我們更詳盡地回顧一下這些轉變過程。

監測工作：南希誕生時，我們在她身體上插進許多導管，以便監測她的內部變化，當她情況有了改善，我們就除去這些內部線路，但仍在她的皮膚上安放探測針，繼續監測她的狀況，而當她有更進一步進展，且轉移到非密閉嬰兒床時，我們就拿掉了所有監測設備，只每隔二或三小時替她做間歇式的評估。

醫療接觸機會：南希先從有輻射保暖裝置的開放式淺盤，而後轉到早產兒保育器、非密閉嬰兒床，再到自己的家，最初她接受的是持續的一對一式醫療照料，最後，她可以跟其他三個寶寶共用一位護士。

餵食方式：南希是由換氣裝置進展為持續性正量通氣孔氣壓（CPAP），再到體腔插管供氧，而後使用氧氣罩，終至室內空氣。

帶氧飽和度：室內空氣中只有百分之二十一為氧，最初護士因為南希的肺尚未成熟，無法從室內空氣中擷取有用的氧氣，所以提供她高濃度的氧氣，她利用人工呼吸裝置吸進的空氣有百分之九十到九十五是純氧，而後等她的感染症狀痊癒，他們開始降低供氧濃度，同時留心監測她的血液帶氧飽和度，只要飽和度良好（在百分之九十二到九十七之間），接下來許多天裡便持續斷除依賴機器藥物的工作，到最後她只需要百分之二十到二十八濃度的氣體來維持艮好飽和度，在這時候，他們便關掉氧氣，觀察她對室內空氣的反應如何。

到了住院治療的最後階段，不需要額外供氧，南希也能維持艮好飽和度指數，膚色能持續泛紅，並且呼吸室內空氣沒有困難。

餵食方式：南希由完全腸外輸入營養劑（從接近心臟附近的靜脈直接注入血液循環中），進展為胃管餵食（將管子伸入胃部），再進而胃管和奶頭交替使用，最後，只採用奶頭。

體溫：最初南希所有的熱力全得仰賴輻射保暖裝置提供，而後是早產兒保育器，後來她進步到間歇性不用那些熱源幫忙，也能維持體溫，到最後改睡非密閉嬰兒床時，即使只是做一般性的包裹，她也能維持體溫。

體重：南希由損失部份誕生體重，進而在得失之間上下變動，再變為每天可持續逐漸增加五公克體重，等到她開始每天增加十五到二十公克（二分之一到三分之二盎司）時，我們知道她可以穩定持續增加體重了，這時我們便叫她「長大的早產兒」。

在你的早產兒眼中的新世界

現今在醫藥和科技上長足進步，雖在初生兒特別護理單位裡發揮作用，挽救了南希的生命，但這些成功並非全無代價。

因為在誕生時，小寶寶絕大部份的感官功能都十分敏感（見七、「為什麼袋鼠式護理能奏效」），初生兒特別護理單位的環境為她帶來相當大的衝擊，它跟子宮裡的世界一點也不相似，太過刺激也太過壓迫人，事實上，根據研究顯示，儘管在現代化設備良好的初生兒特別護理單位裡，那些措施可有效拯救小寶寶的生命，但是對小寶寶處理環境刺激的能力來說，卻仍嫌太過逼迫人。

而且大部份初生兒特別護理單位裡的刺激都是沒有互動性的，也就是說，這些刺激出現的同時並未顧及早產兒的需要和他的應付能力，像是持續不斷的嘈雜、強光和具有攻擊性的措施等等，都限制了他補充極需要的睡眠、以及加強社交上人與人、面對面接觸的機會，十三、中便針對如何改善初生兒特別護理單位的環境，使其對你的寶寶的需要和能力更具互動性的具體方法加以探討。現在在這裡讓我們先來考量一下，一般初生兒特別護理單位中的活動，對早產兒的感官和日常生活會造成怎樣的衝擊。

聲音

在子宮裡，噪音可藉著肌肉、血液和骨頭加以過濾消音，但在子宮外頭，你的早產兒的耳朵再享受不到任何一樣保護，在特別護理育嬰室裡的噪音音量比初生兒育嬰室大上十到二十二分貝，時常維持在六十到七十分貝之間（一般的說話聲是六十五分貝），當達到七十分貝時，開始會使人有睡眠不安的情形出現，如果在一段時間內，噪音音量屢次超過八十四分貝，那麼受到聲音累積的影響，你的小孩會出現聽力喪失的現象。

初生兒特別護理單位裡的喧鬧聲來源很多，像是其他嬰兒的監測器警示設施不斷發生的嗶嗶聲、隔鄰保育器來訪父母興奮的說話聲、刺耳的電話聲、自動印寫機煩人的聲音，還有垃圾筒卡嗒卡嗒的聲響等，都不斷侵襲著小寶寶。

而且這些聲音的音量都相當大，例如，關上保育器小圓窗時發出的聲音大約有一百一十一到一百二十四分貝，輕輕地在保育器上頭放一隻奶瓶，經測量為八十四到一百分貝，關閉保育器下方的箱門時，音響有一百零四到一百一十九分貝，另外，小嬰兒周遭的噪音音量即使在保育器關上時，經測量都在五十八到六十八分貝之間，如果打開了保育器，音量更在六十到六十八分貝之間。

就因為有這樣持續不斷的嘈雜喧鬧，許多小寶寶在離開初生兒特別護理單位時，都有聽力受損的問題，也就不足為奇了，也因此為了要確保嬰兒如有聽力喪失現象時能被發現，大部份小寶寶出院前都做過聽力測驗。

很顯然地，你希望自己寶寶周遭的環境能儘可能保持安靜，為了嘗試替這個問題找出解決辦法，洛杉磯加州大學的李納•扎爾博士針對洛杉磯加大醫療中心和加州洛杉磯凱撒常設醫院的四十六個早產兒，做了項配戴小型耳罩的研究，結果扎爾博士發現耳罩著實可在減少最高噪音音量上起重要作用（可調整心跳和呼吸率），但是有些小寶寶在長期配戴後，會覺得不舒服，因此扎爾博士現在建議，耳罩可偶爾配戴，再配合上其他削減噪音的措施，諸如在保育器裡裝填棉花，並在像護理人員做醫療巡視這類最嘈雜的換班時段裡，關上保育器的小圓窗等（見十三、「特別護理育嬰室經驗談」）。

顯而易見，要解決噪音過量這問題須對寶寶置身的環境做番改變，不能只是使用耳朵保護措施，像是在進行袋鼠式護理中的小寶寶，因為他們睡得如此沈熱，所以便可以將噪音摒諸腦後。

光線

強光對你的寶寶會產生干擾，在突然照射到強光或日光時，你會發現小寶寶閉上眼睛並且轉過頭去。

但是，護士們需要光線照明才好工作，像是檢查小寶寶的膚色、確定所有設備是否正常運作、察看不同監測裝置顯示的讀數、將銜接插頭接起來、做記錄等等，在輻射保暖袋置放射光線時，如果燈光也同時開著，會更加大光亮強度，但很不幸地，許多較老舊的育嬰室裡缺少燈光調整開關或是寶寶專用燈（這種燈可只在需要做診療時才打開）。

強光不只會對嬰兒造成干擾，同時還會導致幼兒永久性視力受損，早在一九八五年我們就已知道，初生兒特別護理單位裡的高度強光居然可能傷害早產兒的視網膜，而且還可能導致失明。

新近不久，許多醫院都已對關掉燈光有相當的意識警覺，他們已經增設了寶寶專用燈，有的甚至在寶寶要做某些需要特別強光的醫療措施時，使用眼罩來將短時間內光線所造成的刺激減至最小（但時時刻刻都讓寶寶戴著眼罩可不是個好主意，因為這麼做會造成寶寶視力喪失，並使他未來有可能產生弱視或視力模糊）。

理想上來說，你會希望自己的寶寶置身在一個跟子宮類似的半陰暗的環境裡。

日／夜循環

在初生兒特別護理單位裡的活動可能沒日沒夜地持續不停，但是在適當的日夜循環卻能促進你的早產兒二十四小時週期性的發展，所謂二十四小時週期性指的是，那些可以使你的寶寶在睡眠或清醒時，讓自己身體對能量做出最大運用的荷爾蒙和新陳代謝率上的變化，在二十四小時週期性上的發展，到後來可以幫你的寶寶調適適應自己家裡的作息，另外更重要的是，它還會間接影響到你的寶寶的成長和發育。

在二十四小時週期性建立妥當後，初生兒的腦子會分泌出成長荷爾蒙，並調整其他決定身體健康和器官運作的荷爾蒙，另外，給他睡眠的機會有益於他的睡眠型態日趨規律，而等到睡眠型態規律之後，你的小寶寶會有大量均衡的成長荷爾蒙產生，讓他比較能忍受所在環境中的變化，但是不幸地，初生兒特別護理單位裡的經常性例行工作和喧嚷，卻會阻礙寶寶日夜循環的建立。

袋鼠式護理能提供小寶寶更多睡眠機會，以便他能發展出二十四小時週期性。

具攻擊性的醫療措施

所謂醫療接觸指的是任何跟診療方法有關的觸碰，而另一方面，所謂的社會性接觸則包含了可撫慰人心、使人平靜並帶有情感的種種行為，很不幸地，在初生兒特別護理單位裡，大部份早產兒所經歷的卻是以前者遠較後者為多，醫療護理（如腳跟針刺、器官插管、每日的體重和測量工作，胸部生理療法等）雖是必要，但因為一天大概要打擾上一百三十幾回，會擾亂了寶寶的生活秩序。

研究人員發現，幾乎在做任何一種醫療接觸時，早產兒都會呈現一連串生理變化，反映出所承受的壓力，例如，嬰兒的帶氧指數會暫時下降、心跳率降低、腦部血壓上升等，而這些變化所帶給小寶寶的壓力更甚於診療接觸！

因此芝加哥西北大學醫學院的彼得•戈爾斯基博士便致力於研究，如何在採行這些醫療措施時，不危及嬰兒健康，保護早產兒免受這個具有侵略攻擊性的環境的負面影響，結果戈爾斯基博士發現，幫助小寶寶對付這所有醫療接觸的必要關鍵就在於，儘可能將所有措施合併在一起，而且在進行醫療時要觀測嬰兒的反應。

與其在同一小時內打擾小寶寶好幾次，一會兒餵食、一會兒驗血，下一回又是肺部抽氣，還不如把這些措施通通集合在一起做，或是一口氣一個接一個做完，除此之外，看護人員還應該在小寶寶安靜下來、不活潑好動時，注意他的心跳和呼吸率，而後只在小寶寶的基本資料都維持在基準線附近時，才執行醫療措施。

但是在緊要關頭時，不可能每次都遵循這些建議，到那時候，挽救小寶寶生命是保健小組的首要任務，畢竟，所謂特別護理本就是種密集加強的護理，因此，縱使具攻擊性的醫療過程可能會帶來短期的負面影響，但長期看來，結果仍是對小寶寶有好處的，早產兒在自己的護士為她插上 IV 時，或許會哭泣，但是沒了這管線裝置，她卻會得不到可使她免於感染的抗生素。

理想上，你希望自己的寶寶在接受必要的醫療措施時，承受的壓力越少越好，而在接下來的幾個章節裡，你將了解袋鼠式護理正是要幫你達到這個願望。

育嬰室暫停作業

研究人員、護士和醫師們現已明白，特別護理單位會對嬰兒造成過度刺激的問題，最近他們已嘗試要找出方法，來減輕這樣一個過度刺激性的環境所帶來的壓力。

其中一項方法叫做「育嬰室暫停作業」，這是佛蒙特大學初生兒醫學專家傑羅德•盧西博士所做的發明，盧西博士是首位站在初生兒立場，認為應該改善初生兒特別護理單位環境的研究人員，他的學說主張，在一段特定時間裡，關閉所有會造成感官過度負荷的東西。

以下是育嬰室暫停作業法執行方式，盧西博士在每個輪值時段中抽出一或二小時，初斷電話鈴聲，關掉會嗶嗶作響的儀器，並將警示器關上、收音機噤聲、強光除去，另外還在換氣裝置上裝塡隔墊降低音量，使所有人員用最小聲量交談，在這段時間裡，所有通往護理單位的門戶都予關閉，而所有醫療上有關的接觸、實驗工作和診療均須在暫停作業之前完成，以使小嬰兒們不受打擾，護士們如想了解他們身體各部份的重要徵狀，都改由儀器裝備上觀察，而不觸碰到小寶寶。

結果在這套主張下，小寶寶們的反應好極了，盧西博士的理念由是得以傳遍全國各地，像卡羅拉多大學醫療中心便在它的特別護理單位裡訂定了一個「午睡時間」，其他有的醫院還特別在夜裡實施這個主張，不過，不管這學說推行的情況如何，我們都從這些研究中學到了，時段性的暫停作業既明智又具可行性。

而接下來你將看到，由袋鼠式護理所造成的自然的育嬰室暫停作業，是怎樣含蘊情愛又能恢復人的精力。

五、了解自己早產兒的訊息

你的小寶寶對於所置身的初生兒特別護理單位的環境，跟你一樣一清二楚！事實上，只要我們懂得發現，早產兒對於這個地方和所接受的治療，可是相當能反應自己看法的。

就在最近，醫學界也明白了這個道理。在一九八五年之前，大家都認為早產兒不會感受到疼痛，因此用不著給他們止痛劑，甚至在做手術時也不需要，這真是野蠻透了！但是等到研究人員體悟並且注意到嬰兒的痛苦時，他們推斷小嬰兒在真正開始哭號之前，或許會表現出一些痛苦的徵兆，於是他們針對小寶寶在行為和生理上出現的信號做了一系列有組織的評估。

結果令他們大吃一驚，他們發現小寶寶有一整套既複雜又明確的信號，可以表達自己的痛苦和安詳，另外他們同時還發現，隨著嬰兒的成長，他們會更能夠判斷，究竟那一種行為信號最能有效吸引回應。

因此，當你到初生兒特別護理單位會晤你的寶寶時，藉由對他們生理和行為訊息的觀察，你就能了解他的進展如何了，不過，我發現父親和母親在接近自己特別護理中的小寶寶時，情況卻大有不同。

雙親性別隔閡確實存在

婦女著重的是細節，當一位初為人母者打電話來詢問自己寶寶的狀況時，她會提出的典型問題如下：

- 小毛今天早上喝了多少西西的奶？
- 昨天到現在，他加重了多少公克？
- 他今天使用的是多少百分比的氧氣？
- 他用抗生素的次數多不多？
- 他還要不要輸血？還需要輸多少？
- 呼吸暫停現象（或是心跳減緩現象）出現了多少次？
- 心跳率低到什麼程度？

- 他是不是還在使用茶鹼?現在用量有多少?

做母親的要的是精確的數字和觀察，希望為小寶寶每分鐘和健康變化做個圖表，她同時還非常熱切想知道設備每個部份的作用是什麼，以及怎麼判斷這些設備是不是維持正常運作，她們很快就會獲取相當多知識，那程度我想大概跟初生兒醫學副修生差多，在收集保存自己寶寶復元過程中進展資料方面，她們做得相當好。

而反過來，在男士方面，他們問的則是以下這類通泛性的問題：

- 小毛今天的情況怎麼樣?
- 他的呼吸好點沒?
- 他食量有沒有大點?
- 他的體重是增是減?
- 跟昨天比起來，今天他還有沒有那麼不舒服?

這些整體性的問題幫助他了解整個狀況。

我覺得男性和女性之間的差異之所以吸引人，就在於父母親雙方可以互相補充對方的展望；一個看的是由樹木構成的整片森林，而另一個看到的則是樹根、樹幹、樹枝和樹葉，經由攜手合作，他們共同為小孩子的進展繪出一幅完整的全貌圖。

在看過一位婦女對自己的早產兒的醫療護理所做的反應之後，再看到她能很快便開始區分出小寶寶每個舉動有何不同時，也就不會覺得太過驚訝了，她著實能很快便明白她的小寶寶利用各種不同訊息所傳達出來的生理或甚至心理狀況。

你的早產兒怎麼跟你「說話」

當你見識過你那小小早產兒在表達好惡上的能力之後，你會嚇一大跳，每個小嬰兒都被迫得忍受環境所施予她的各種形式的壓迫，所以當你的寶寶受到環境刺激時，她會傳遞兩種訊息給你：

情況順利——「每件事情都在我掌握之中，不必幫我忙，謝謝你。」時限到了或感到痛苦——「我有一點負荷不了，我應付不了身邊這些事情，我需要休息一下。」

從她的生理狀態（由監測她的心跳率、呼吸頻率、帶氧指數、血壓和膚色各方面，所得的結果）。和舉止跡象的變化，均可傳達出她的訊息，現在讓我們來綜觀一下嬰兒溝通的各種方法。

生理上的變化

當你的寶寶處在一個安靜平穩的階段狀態時，去留意一下他的監測器，在這時候儀器上所顯示的數據資料，正是她的基本心跳率、呼吸率和帶氧指數，可供作參考，而後這些比率上的變化，就是你的早產兒告訴你她適應環境到什麼程度的表達方法。

心跳率

越小的寶寶心跳率越高，一般每分鐘可跳動達一百一十到一百六十次，端視嬰兒體格大小而定，要取得基準數據得在早產兒安靜躺著時才行，假使沒受疾病影響，通常這比率每分鐘會在基準數上下十次範圍內，但假如心跳率每分鐘突然出現較基準數增或減十五次的變化，那就表示小寶寶有了適應上的麻煩。

心跳率如達到一百八十次或更高時（劇烈心跳加速），則意謂著你的寶寶可能發燒、受到壓力，或是正在哭鬧、情緒激動，當小寶寶號啕大哭時，你會發現她的心跳率竄升到每分鐘二百一十次到二百一十五次這麼高，但這情況不會持續太久，一等到哭泣停止，她的心跳率很快地也就回復正常了，除此之外，假使你的小寶寶在她床裡動來動去，她的心跳率也會隨著動作上升到一百七十至一百九十次之間，同樣地，等她安靜下來時，心跳率也馬上就會下降。

至於心跳率如低於一百（劇烈心跳減緩）時，則可能表示她疲累、受寒、睡得很沈、帶氧指數低，或是有維持心跳率上的困難，這種情形通常是導因於嬰兒腦部未臻成熟之故，心跳減緩之所以危險，就因為它會減少通向腦部的血液流量，使得維持生命必需的氧氣無法送達。

你的寶寶的腦子對她的生命十分要緊，腦子必須維持在理想狀況，才能讓她成長並克服伴隨不成熟而來的問題，這腦子需要有持續穩定的血液供應，使它得到正確運作所需的氧氣，它不太會因流入血液的血壓和脈搏數的增或減而有反應，流抵腦部血液數量多少受到你的早產兒的心跳影響，所以心跳率穩定與否應是一個值得關心的重要項目。

另外，心跳減緩的情形還通常伴隨餵食而來，對早產兒來說，要在吸吮的時候，同時維持心跳率並不容易，特別在疲倦時更是困難，這情形要到小寶寶趨近正常懷孕日數，並更為成熟時才會改善。

在進行袋鼠式護理時，心跳減緩的情形明顯大為減少，而心跳加速的狀況也極為罕見。

呼吸率

寶寶越小呼吸率越高，早產兒每分鐘呼吸次數一般在三十五到五十次之間，但是對體重一千五百公克（約三磅）以下的寶寶來說，呼吸率六十仍屬相當常見，假使每分鐘呼吸率突然改變，跟基準數相差達十次（超過或不到），那就表示你的寶寶可能有某些適應上的困難了。

呼吸率跟心跳率一樣，在小寶寶變得活潑和亢奮，或是大哭時，會超過正常範圍（在哭的時候，每分鐘心跳次數會高達六十或更多），這就叫做心跳加速，反過來，在心跳減緩的時候，呼吸率會掉到每分鐘三十次以下，而當你的寶寶沈睡或是平靜滿足時，她的呼吸方式會較為淺薄。

不過，低呼吸率跟沒有呼吸可是截然不同的兩回事，當你的寶寶停止了呼吸時，她所遭遇的狀況叫呼吸暫停，而呼吸暫停只在持續時間超過十秒時才須注意，十秒以下的間斷仍屬正常，通常你的寶寶會自然地轉好，恢復正常，但如果呼吸暫停時間長達十秒或更長，醫療人員便會以觸碰嬰兒，抓她的腳、將手指伸進她嘴裡和叫她名字的方式來吵她，並嘗試叫醒她，讓她重新開始呼吸，因為長時間的呼吸暫停不僅危險，且會導致死亡。

呼吸減緩和一些呼吸暫停現象，通常是在早產兒學著要協調呼吸和餵食時發生，對他們來說要同時做兩件事很難！有趣的是，在做袋鼠式護理時，即便是常吃母奶的嬰兒，發生呼吸暫停現象的機率會戲劇性銳減。

帶氧指數

大多數父母親很快便能確定，設備的那一部份顯示的是自己孩子的帶氧指數；通常是由脈搏測氧錶來提供帶氧飽和度指數（見四、「在初生兒特別護理單位裡的生活」），這件儀器對動作非常敏感，你如果注意它，你會發現只要寶寶一開始移動身體跟它相銜接的部位，它的數字立刻產生變化，當你的寶寶靜下來連續超過三分鐘時，你就會想知道到底基準帶氧飽和度指數是多少百分比。

對早產兒來說，正常帶氧飽和度數值是百分之八十八到一百，儘管有時候人們要求的比較窄點的範圍：

- 當你的寶寶使用換氣裝置時，我們會希望她的帶氧飽和度指數達百分之九十到九十四之間。

•當你的寶寶用頭罩、面罩或體腔插管來吸收氧氣時，我們希望的數值是在百分之九十一到九十七之間。

•當你的寶寶睡的是開放式嬰兒床，且未接受氧氣治療時，儘管以九十幾的百分比較為合宜，但是只要能維持在百分之八十八到一百間，都還可以接受。

假使帶氧飽和度指數降到這些數值以下，達一～二分鐘之久，這是種不舒服的徵候，不過就算呼吸時會咕嚕作響、有呼吸困難的小寶寶，在做袋鼠式護理時，帶氧飽和度指數都會保持在正常範圍內。

血壓

如果安置了肚臍導管，血壓判定的結果通常會不斷被記錄下來，而在拿掉導管之後，則是每隔五分鐘、十五分鐘、三十分鐘或六十分鐘測量一次血壓。

依據小寶寶的醫療狀況和所使用藥物，血壓會有很大的不同，所以最好去問問護士，你的寶寶的基準血壓是多少，還有怎樣的血壓才算是「舒適範圍」，如果你的寶寶血壓超過那個範圍，就肯定表示正有某事困擾著她；她可能氧氣不足，或者是周遭有很大的聲響引起她產生這樣的反應，又如果在水銀柱上，不管是最高或最低數字突然出現達十公釐的變化時，就表示你的早產兒對周遭環境感到不開心。

由於膨脹的腕套會讓早產兒覺得不舒服，我們不會在袋鼠式護理期間測量過血壓，但依我最好的設想，在做袋鼠式護理時，血壓也會維持正常，因為這時候小寶寶是如此平和、安心，而且通常睡著覺。

膚色

在特別護理單位的強光下，你的寶寶膚色通常不會是紅色的，相反地它更可能是淡紅色，或是像非裔美國嬰兒那樣的淺褐色，又，如果你的小孩有黃疸，她的皮膚看起來可能就是黃色的了。

如果膚色轉為紅色、微黑、藍色、蒼白或是出現斑點，就表示你的小孩對一切和環境裡各種各樣的刺激適應不良。

在做袋鼠式護理時，早產兒嘴唇四週、掌心、臉部的膚色應會變得較為紅潤，有的時候還會從頭紅到腳趾，之所以會有這種現象產生，是因為靠著你的胸口使她的皮膚暖和了起來，進而造成血管輕微擴張，如果你在做袋鼠式護理時，發現小寶寶膚色變藍了些、微黑或是蒼白，那可能就表示應該檢查一下她的帶氧指數了，另外一定要多跟她有肌膚相親的接觸，因為只要一離開你的懷抱，那怕只有一會兒，都會讓她的皮膚溫度下降，膚色出現變化。

不舒服時的行為跡象

你的早產兒同時還有千百萬種動作，可以讓你知道她現下的狀況如何，有一點要緊記的是，面對一個年紀較小的嬰兒，你看到痛苦跡象的機會會比快樂多，一直要到你的早產兒趨近三十八週後懷孕期時，你才開始能看到下面將提到的那些勝任愉快的跡象，告訴你：「我想玩，逗我開心吧！」這些可都是你衷心期盼的哪！

當你的小寶寶使用輻射保暖裝置、睡在早產兒保育器或是開放式有護欄嬰兒床裡時，有下列表示不舒服的徵候必須留心：

1.白色手指關節併發症

一般小嬰兒會將手握拳，但是不滿三十二週的早產兒在安靜休憩的時候，兩手很可能是張開的，因為她的肌肉力氣或運作能力還不夠，沒辦法讓肌肉收縮形成一個拳頭，得等到你的早產兒長大成熟了，你才會看到她跟足月的小寶寶一樣，做出握拳的姿勢，把手指頭縮攏在掌心裡。

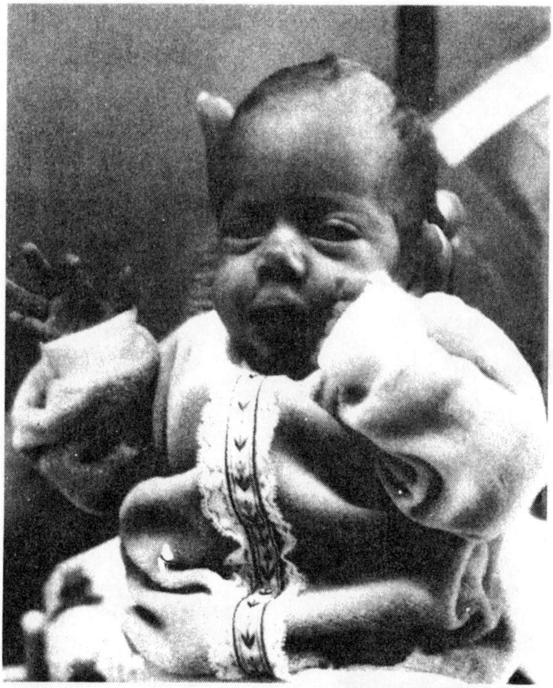

手指頭末端膨大

講起握拳這姿勢是很稀鬆平常，但若是抓緊的拳頭可就不一樣了，拳頭緊握的結果會使手指關節泛白，即使是再年幼的早產兒都不該有白色的手指關節，因為那表示她處在某種緊張狀態中。

2.手指頭末端擴大

如果你的小寶寶指頭擴張，要曉得這就表示她人不舒服或緊張，你必須讓她放鬆下來、縮起身子並且彎曲身體，手指頭末端膨大的現象可能是突然出現的，但卻會持續很長一

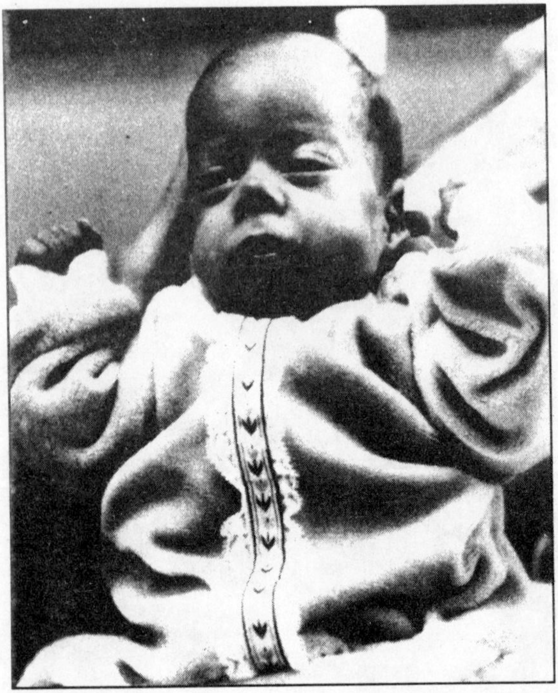

面頰和下巴鬆垂

段時間。

3. 臉頰和下巴鬆垂

這是種疲累的象徵，表示你的小寶寶已經沒力氣，再也招架不住她身邊正在進行的事情，她的嘴巴可能虛張著，還可能將舌頭朝外伸。

4. 吐奶

如有吐奶的現象發生，它可能表示小寶寶不舒服，不過因為早產兒一開始不太能接受餵食，有些吐奶卻是在所難免的，假如反芻的情形是在餵食期間或餵食後立刻出現，那麼可能的原因就是她在胃部和食道間的瓣膜尚未成熟，還無法緊密閉合（見十、「袋鼠式護理前、中、後注意事項」中，有關食道胃逆流問題的討論），護士們可以幫你分辨那種吐奶是壓力誘發的，又那些是跟發育不成熟有關。

如果你發現正在消化的食物又從小寶寶嘴裡吐了出來，立刻讓她趴著，以免她再將食物吞嚥回去或是被噎嗆到，把她由床上微微提起，讓她的嘴跟鼻子別埋進床裡。另外就算是你親自哺乳，早產兒也有可能發生反芻，如有這種現象出現，將她自胸口挪開，並立刻翻過她的身子，使她臉部朝下躺著，然後一隻手撐住她的胸部，另一手輕拍她的背部。

5.皺眉

當小寶寶安靜下來或是睡著的時候，去看一下她的眉頭，多半時候她的額頭是舒坦的，如果她覺得憂慮、不安或是不舒服，那麼跟你一樣，她也會皺起眉頭。

6.耳朵貼緊

我發現早產兒在放鬆的時候，耳朵是不會貼近頭部的，但是如果面臨有壓力的境況，他們的耳朵就會褶縮起來，幾乎要緊貼到腦袋上，我注意到早產兒這種差異是從三十二週大時開始出現，在這之前，他們耳朵的軟骨未長全，也沒有力量能從頭部站立起來，不過，很顯

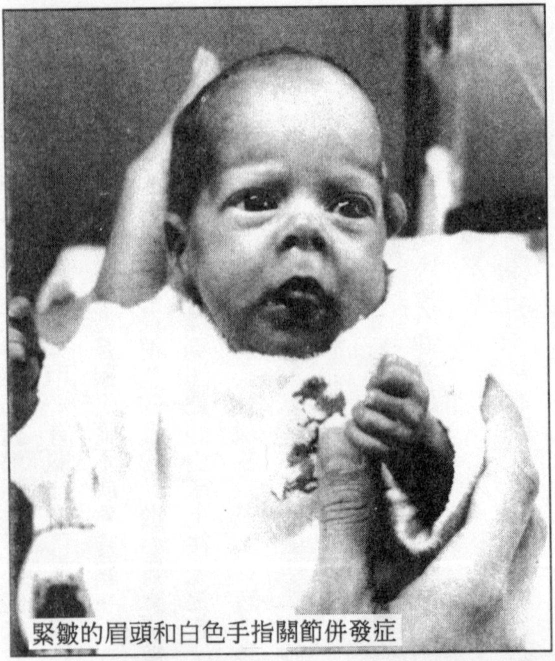
緊皺的眉頭和白色手指關節併發症

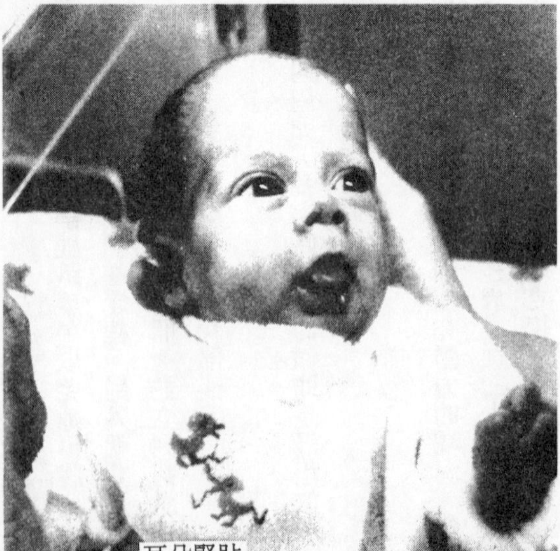
耳朵緊貼

然地，長大之後我們都喪失這種能力了。

7. 停止信號

早產兒對於彎胳臂抬手很拿手，就算在睡覺時也一樣，這個訊號的意思十分清楚，就是告訴你，不管你們正在對我做些什麼事情，統統給我停止，我再也受不了了。

別把這個動作跟受驚嚇搞混了，在受驚嚇時，小寶寶會將兩臂伸向身體外圍，然後在兩手劃回中央時打個顫。

8. 空中蹲坐

這是種較低調的停止信號，你的小寶寶會抬高兩腳，好像她在做抬腿運動一樣。

9. 拱背

你的小寶寶開始拱起她的背，並且要推開那個抱著她的人，她這是在努力要製造一點身體距離，並且想要逃離她所面臨的事情。

10. 過度警覺

當你的早產兒張開眼睛時，她只是醒著而已，但是在警覺起來的時候，她對一切可是都很留心的，如果她盯著某樣東西看，她會全神貫注、去思考或是神遊其中，通常我們看到這

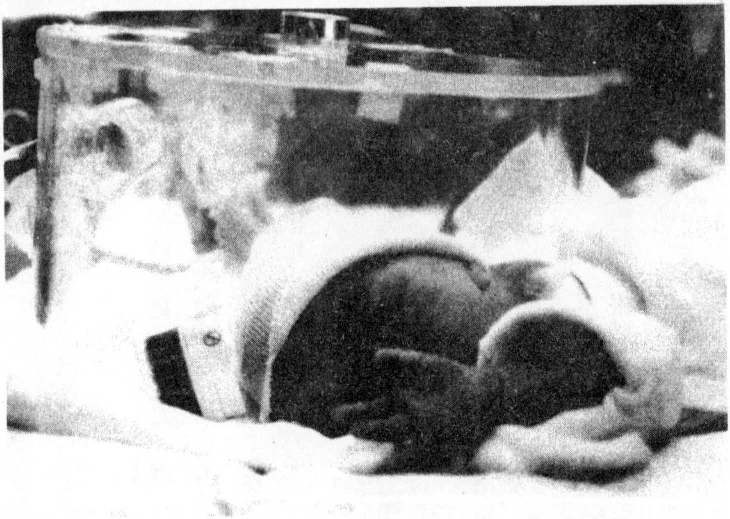

停止信號

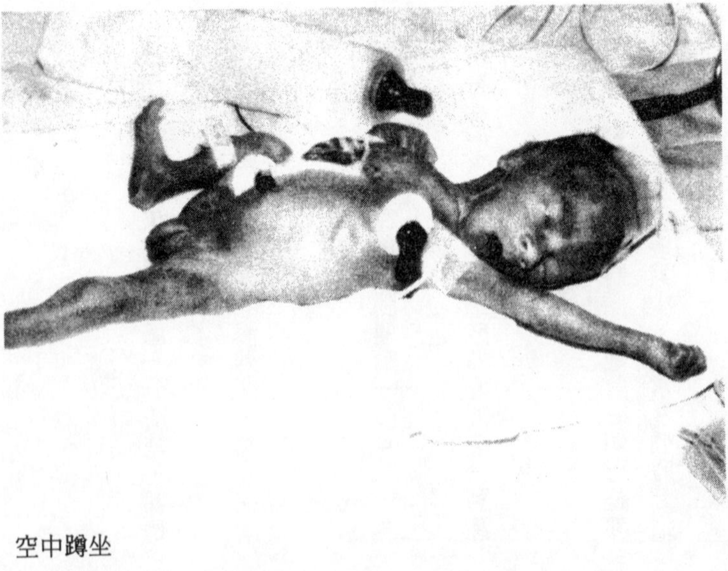

空中蹲坐

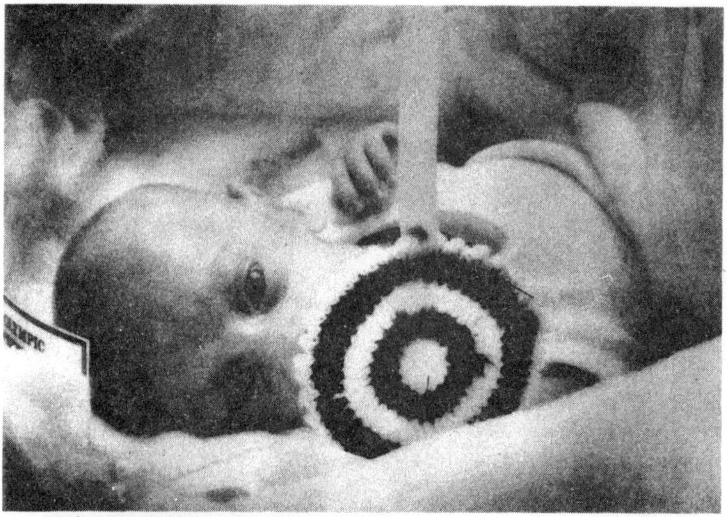
早產兒凝視著他的黑白雙色玩具

種警覺的現象時，我們會跟小寶寶多說些話，吸引她的注意，並且拿些有趣的黑白二色圖樣給她看（這兩種顏色現已經證明，對早產兒和六個月以下的初生兒來說，是唯一合適且具有視覺吸引力的目標物，有關如何利用這些標的物的指示可參見《如何才能有個較聰明的寶寶》一書），努力要加長這種注意的時間。

但有的時候小寶寶因為太過疲倦，連退縮都沒力氣了，這時他們的專注會轉變為凝視，我們稱它為「過度警覺」狀態，當你的早產兒變得過度警覺時，她的雙眼會大張著，雖然是在看東西，但神色間卻似乎帶著點恐懼，關於這點，可由她小臉上痛苦的表情加以證實。

11.視線上的迴避

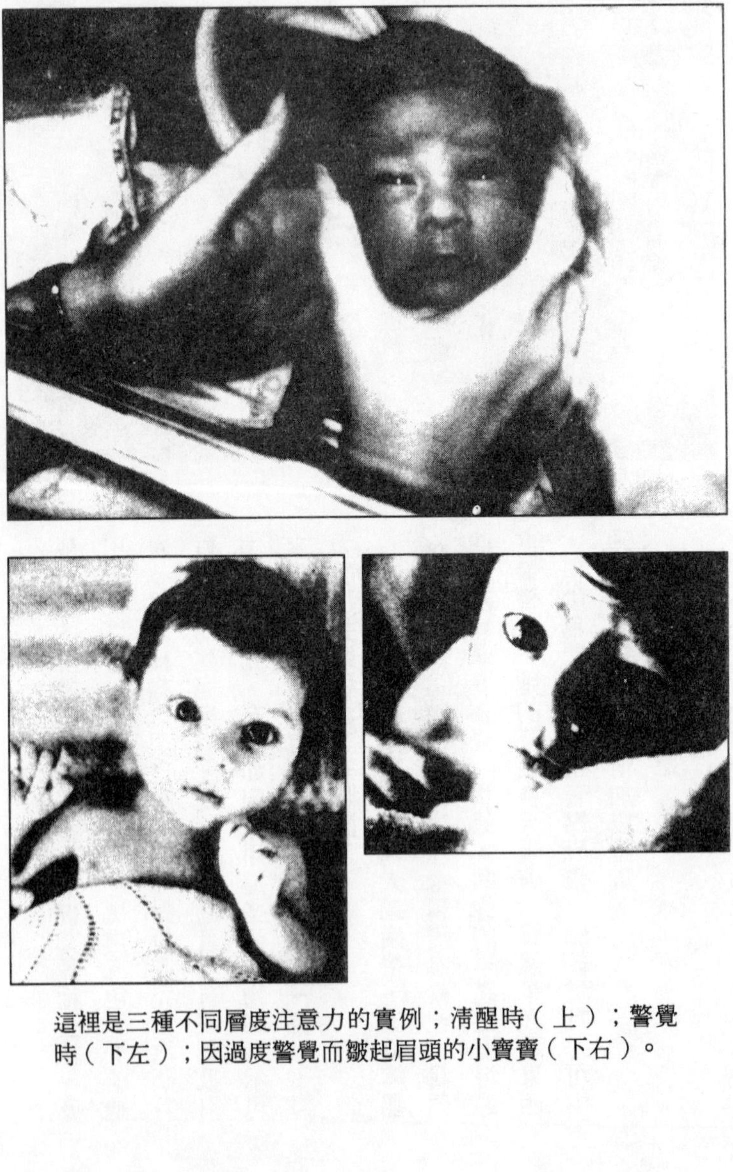

這裡是三種不同層度注意力的實例；清醒時（上）；警覺時（下左）；因過度警覺而皺起眉頭的小寶寶（下右）。

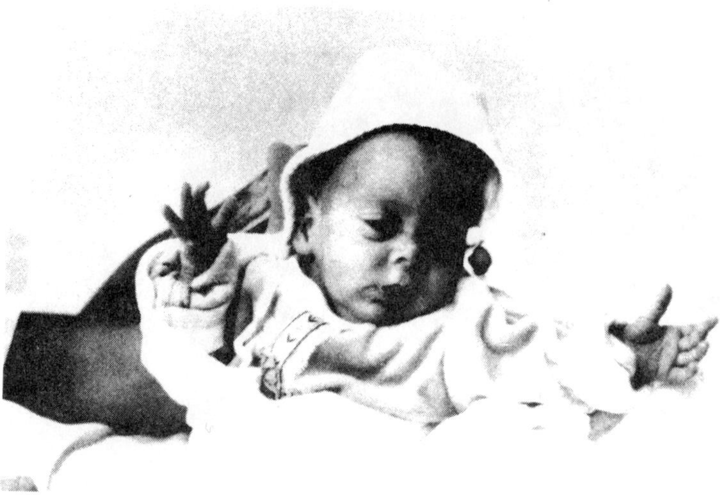

小嬰兒轉過頭去並掉開了視線。

你的小寶寶如果把視線由某件她看到的東西上移開，或是左右轉動著她的眼睛，這就表示她有壓力，因為她沒辦法巧妙處理身邊正在發生的事情，她便也無法集中視線在任何一樣東西上。

12 轉頭

如果視覺上的迴避沒有用，那麼你的小寶寶脖子上的肌肉已有足夠的活動能力，她會把整個臉都轉開來，所以假使她有這樣來來回回的動作出現，那就好像是在說：「不，不要！」了，我們覺得這種反應是一項高水準的活動，它當然也是種不舒服的表示。

13 打呵欠或打嗝

這兩個動作通常是伴隨著疲倦或痛苦而生，那表示不管你正在做什麼事情，你得停止，我們很容

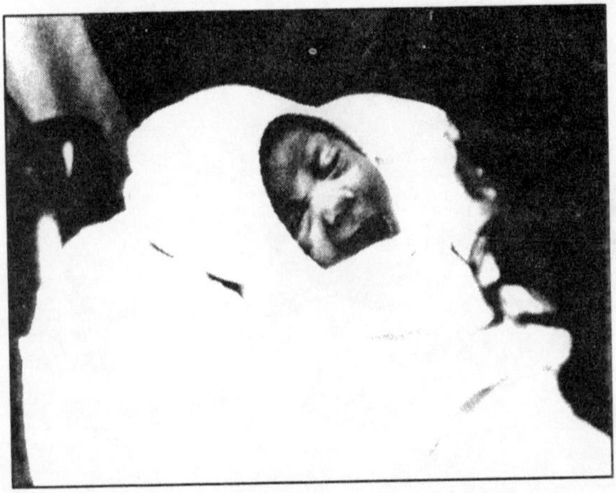

就會出這種狀況………

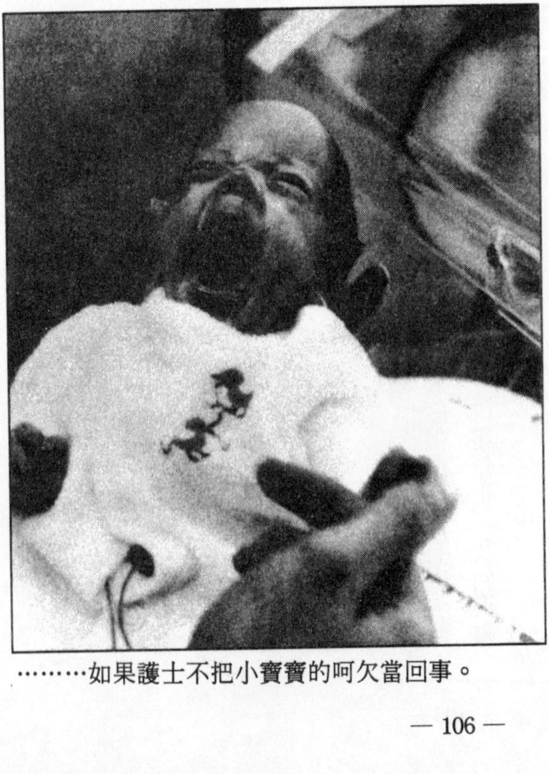

………如果護士不把小寶寶的呵欠當回事。

易會忽視打呵欠，但它們含有請求你擺手的意思。

14.觸覺上的補強

這種行為意味著，你的小寶寶為了逃離所置身的環境，故而自己摸起自己來了，這種觸碰所傳達的訊息十分強烈，是要跟外界的刺激相抗衡，去爭搶腦部的認知，而藉由這個方法，你的小孩便可逃離她不想要的活動。

你的小寶寶可能會用好些種方法來觸碰自己，她會把大拇指放在食指上，又如果她還需要更強烈些的自我安慰，她就會拿一隻手去摸另一隻手，很多小寶寶必須靠這麼做，才能夠入睡並且維持睡眠，這是他們能為自己做的重要事情，所以當你在跟自己的早產兒之間有所互動時，如果見著了這種觸覺上的補強動作，停下你手邊正在做的事情（但是讓她繼續做觸覺補強動作，好維持她的睡眠）。

在最激烈的情況下，小寶寶會把兩手都伸向嘴巴，好把週遭環境抛到腦後，假使她這麼做了，接下來她可能會開始吸吮手指頭，這是我們所鼓勵贊成的一種積極有力的自我安慰方式（見十一、「袋鼠式護理期間的哺乳」中，關於不吸取營養的吸吮動作能有什麼好處的說

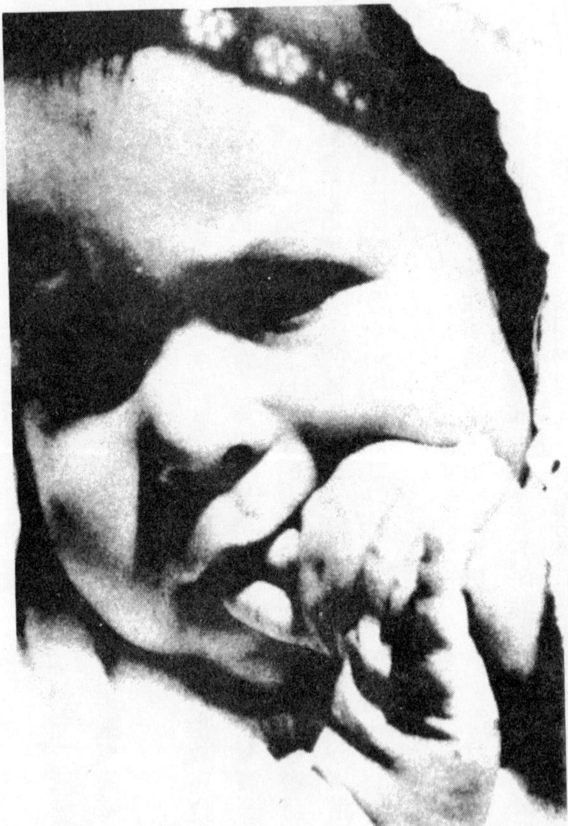

小寶寶拿一隻手去摸另一隻手。

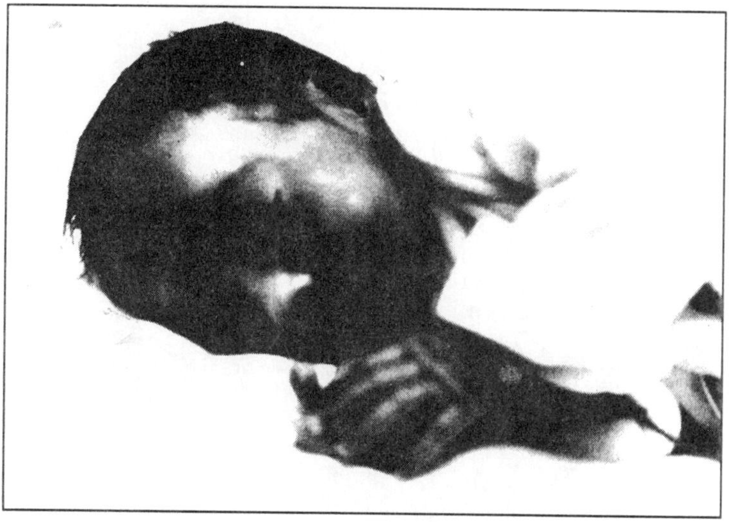

小寶寶兩手合攏著睡覺

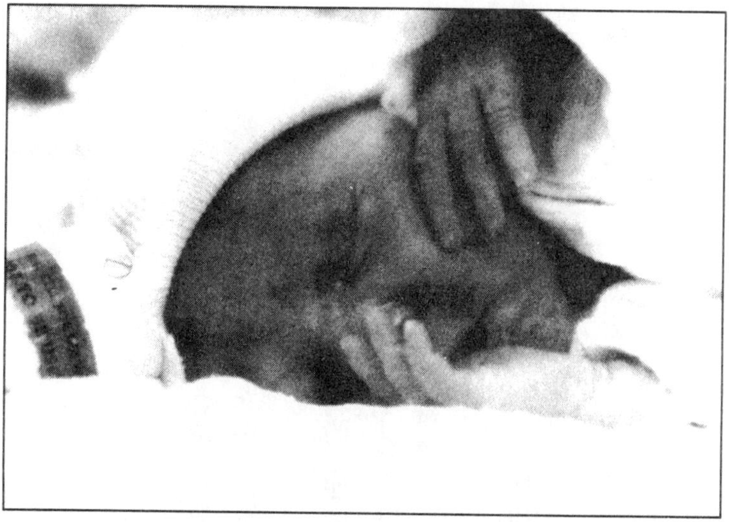

為了要安慰自己，睡覺時小寶寶把手伸進嘴裡。

明）。

認識了不舒服的信號後該做些什麼

所有不舒服的信號都顯示著，你的早產兒正感到緊張、不舒適或是抑鬱，在進行袋鼠式護理時，我們不曾見過早產兒有這些動作出現，但是在輻射保暖器的照射下，和待在保育器或開放式嬰兒床裡時，小寶寶確實會出現這些反應。

洛杉磯加州大學護士學院博士研究生瑛娜茲・維爾茲明尼克研發出一套便利的方法，可教導父母親在看到小寶寶表現出不舒服的徵兆時，如何做適當回應，她替自己的方法命名爲SORTE，所以當你在特別護理單位裡，看出小寶寶有不舒服的跡象時，你只要遵循SORTE簡單的步驟去做就可以了。

「S」這個字母代表「STOP」，是要你停下當時在小寶寶身邊正在進行的事（諸如：有人正在撫弄她或是翻轉她的身體、有人圍在她四週講話、警示器發出響聲等等）。

「O」這個字代表「OFFER」，是要你伸出手或發出聲音，把一隻手放在她的頭頂或是腹部、腿部上，不要移動（這個動作可以環抱包圍住小寶寶），並且試著用你平靜帶有安撫作用的聲音，撫慰你的小寶寶，靜靜維持這個動作大約一分鐘左右。

「R」這個字母代表「READJUST」，是要你重新調整一下小寶寶的姿勢，讓她曲膝彎腿，把腳收進身體下邊，以及（或者）使她兩臂收攏覆在胸前。

「T」這個字母代表「TRY」，是要你再試一下，剛才究竟是什麼事情讓小寶寶變得不舒服。

「E」這個字母代表「END」，是表示不管你正在做什麼事情，如果你做過第二回或第三回嘗試後，小寶寶會變得不舒服，那就停止再做。

此處關鍵在於，尊重小寶寶中止活動的需要，提供她的刺激要在可被接受的程度上，不過，你得記住，因為她是個早產兒，腦部組織所有必要訊息到形成行動，需要花點時間，所以她可能得花三十秒到二分鐘才能組好動作停止哭泣，並且回復正常呼吸率，由於她必須花時間才能處理輸入的資訊並改變行動，所以這段時間就叫反應潛伏期。

快樂的行為跡象

你的小寶寶也會給你許多表示快樂的信號，一般而言，這種信號都跟負面性信號相反，包括有：

- 鬆弛的眉頭。
- 上抬的臉頰和下巴。
- 輕輕彎曲的手。
- 身體呈彎曲姿勢。
- 臉上微笑。

在袋鼠式護理中，你會看到微笑、放鬆的休息，還有純粹的滿足，在袋鼠式護理多樣化的活動期間，小寶寶會醒來轉頭找尋你的臉，她會看上四到十秒，然後閉上眼睛暫停一下，好恢復能力再來注意你、看你。

六、為什麼你應該採用袋鼠式護理

我們曉得袋鼠式護理對早產兒有驚人的影響，但袋鼠式護理是經由什麼機械設備才能擁有這種驚人的影響力？袋鼠式護理是先對某一特別器官系統產生影響作用嗎？諸如神經系統、心和肺、泌尿系統或是腸胃消化系統，是哪一個？這機械設備主要是跟行為有關的嗎？抑或袋鼠式護理是透過精神病理學上層級連鎖而生的效用來運作，所以完全無法下定義？

有關袋鼠式護理的研究很快便顯露出，這個方法可同時對許多器官連帶對行為都產生影響，袋鼠式護理可改善早產兒下列各項目的狀況：

- 體溫。
- 心跳率。
- 呼吸狀態和帶氧飽和度。
- 體重和發育。

・行為狀態（睡眠和警覺）。
・情緒狀態。
・自然哺乳型態（見十一、）。
・親子關係（見二、）。

現在你明白了袋鼠式護理是種有用的治療方法，那麼讓我們更詳細地來看看它的好處罷。

體溫

保持身體溫暖對你的小寶寶來說，是最重要的事情，因為保持溫暖有助於你的早產兒入睡，它同時還可以讓他更有效率地運用他的卡路里，不必自行製造熱能，而可以將他有限的精力資源全數投注在身體組織復元和成熟的維生必需工作上，身體的溫度是由溫度調節系統控制，而這套系統包括有下視丘、血管、皮膚和汗腺。

正如雷博士和馬丁內斯博士提出的理論所說，在進行袋鼠式護理時，一位母親的皮膚溫度能幫助自己的小寶寶保持溫暖。

根據研究已毫無疑義地證實，一位母親如能抱著她的寶寶，再加上對覆蓋在嬰兒背部的物件、氣流和環境溫度做適當控制，便可讓小寶寶保持溫暖了。

雖然如此，仍有許多醫師要問：「小寶寶完全赤裸難道不會讓他變冷嗎？做母親的怎麼可能跟一部早產兒保育器或輻射保暖裝置一樣溫暖？」事實上，做袋鼠式護理時，早產兒並未光著身子，他們有適當覆蓋著尿布和毯子以保持溫暖，在十、「袋鼠式護理前、中、後注意事項」裡，就會討論到做袋鼠式護理時，你的小寶寶該怎麼做適當穿著。

對於那些相當虛弱，因而必須接受輻射保暖裝置照射的早產兒，現尚未做過袋鼠式護理方面的精密研究，但是在別的方面，針對雖屬較低誕生體位但比較健康、使用保育器的小寶寶，已有許多研究報告出爐，像這些小寶寶在進行袋鼠式護理時，全都能夠維持溫暖。

年紀較長、體型較大的小寶寶，由於有皮下脂肪層和充足的棕色脂肪組織儲存（在懷孕最後一個月裡發育形成），可以幫助他們自行製造熱量，所以在進行袋鼠式護理時，他們能夠維持適當體溫，但是有個有趣的現象，即前面我們討論過的那種較幼小的寶寶，他們沒有十分重要的脂肪組織，他們仍然能夠維持溫暖適意，而且使體溫達到中間溫度區（neutral thermal zone；在這個體溫範圍內，小寶寶只需要極少的氧氣）。

通常加熱的方式會依循一種特定模式進行：最初十分鐘，小寶寶的溫度快速竄升，而後在袋鼠式懷抱照護活動剩下時間裡，體溫便穩定保持在中間溫度區內，在熱帶氣候地區，很少見小寶寶在護理活動進行時，持續不斷進行加熱工作，過度的體溫會燃燒卡路里、耗盡氧氣、加快新陳代謝過程，同時製造出呼吸上的問題，基於這個原因，我們建議這些氣候地區的人，要較常檢查嬰兒的體溫，在第十裡，我會說明如何替小寶寶降溫的方法，不過這項資料很少能派得上用場。

一般來說，在每次袋鼠式護理進行的時間裡，使用保育器、調溫系統較不成熟的小寶寶，會逐漸暖和起來，但根據研究結果，在一次三小時的袋鼠式護理期間，保育器寶寶的體溫並不會超過正常溫度範圍（攝氏三十七點五度，膚溫華氏九十九點五度），這結果令人振奮，因為它告訴我們，即使沒有成熟的調溫系統，袋鼠式護理也不會讓小寶寶體溫過高。

心跳率

利用早產兒育嬰室裡的持續監測功能，我們做了項研究，結果發現在執行袋鼠式護理時，心跳率連帶地也能保持穩定，維持在基準數附近，大約一貫是一百四十到一百六十次增減五次左右，而當小寶寶在袋鼠式護理中睡著後，她的心跳率會變得相當規律。

所謂心臟的穩定性指的是，血管習慣了固定比例的血流量，所有身體組織也能依著規律、穩定的比率得到補給，而由於心跳率上的變化減少，腦部也就能規律穩定得到維生所必需的氧氣供應。

當你的小寶寶醒來或哭泣時，她的心跳率會升高到一百六十次以上，如果她哭得很兇甚至還會高到兩百一十五次，你可以想像，小寶寶要維持這樣上下變動的心跳率有多艱難，所以我們希望她的心跳率能維持規律，而這點是你在進行袋鼠式護理時可以辦得到的。

袋鼠式護理執行期間，預計你的早產兒每分鐘心跳率會增加五到十下，只要她的身體保持暖和，而且心跳率有所增加，那麼這情形就正常、可被接受的了，另外讓你的寶寶不要出現心跳率下降的現象（心跳減緩），也是件重要的事情，在袋鼠式護理期間，即便是還在使用早產兒保育器的小寶寶，都不會有心跳減緩的問題。

呼吸率

在初生兒特別護理單裡，醫療小組工作的主要重點之一，即是幫小寶寶建立規律的呼吸，有許多不具攻擊性的方法可用來測量你的早產兒的呼吸功能，負責護理人員可以留意呼吸率和整個呼吸狀態（呼吸的深度；是淺薄抑或深沈），以及短時間的呼吸暫停（早產兒「忘記」呼吸的那段時間），還有急促和深重的呼吸氣息，負責護理人員同時還可以測量血液中實際含帶多少氧氣，現在讓我們更仔細地來看一看這些呼吸功能的測量方法。

呼吸狀態

在開始袋鼠式護理之前，視小寶寶活動和興奮程度而定，她的呼吸率可能由每分鐘十五次跳到六十次，因為活動和提高警醒會使你的寶寶消耗更多氧氣，因此她必須做更頻繁的呼吸，來滿足她對氧氣更多的需求。

另一方面，在進行袋鼠式護理時，你的寶寶會維持每分鐘三十五到五十次的正常呼吸率，而她的呼吸狀態多半會較躺在嬰兒床或保育器裡時有改善。

根據我們的研究發現：

- 每次呼吸的深度變得較為平均。
- 呼吸暫停現象次數減少或是完全消失。
- 每次呼吸暫停時間縮短。
- 「間歇式呼吸」（這是種呼吸暫停跟大口抽氣情形交替出現的狀況，後面還會跟著其他次暫停呼吸）次數有明顯可見的減少。

很顯然袋鼠式護理可以幫助早產兒穩定呼吸。

血液中的氧氣

知道這些呼吸狀態都在改善之中是件好事，但是袋鼠式護理真正的考驗在於，實際上它能幫助讓多少氧氣成功進入小寶寶血液中，有兩種簡單的辦法可以測量出結果，第一種叫做「氧氣皮膚穿透壓力」（經由皮膚進入），在初生兒特別護理單位裡，你可能會聽到有人用 $TCPO_2$ 來指稱這個東西在進行測試時，負責護理人員會測量皮膚正下方血液細胞中流動的氧氣壓力為多少，他們將一隻帶有膠狀體的感應器安放在嬰兒的皮膚上，使得皮膚溫暖起來，而後在感應器下的血管會膨脹，如此一來，當血液通過感應器下方時，就可測量出血液中含氧壓力為多少了。

所有研究都顯示，進行袋鼠式護理時，血液細胞中含氧壓力會增加，哪怕活動時間只有短短十分鐘也一樣！

第二種方法則是看血液細胞中的帶氧飽和度指數（見第四「在初生兒特別護理單位裡的生活」），在施行袋鼠式護理時，很少有帶氧飽和度降低的情形（只在有過熱現象時才會）

，甚至會有輕微改善，事實上，即使使用保育器的小寶寶，也不曾有低帶氧指數的記錄。

假使你的寶寶裝上了二氧化碳監測器，那麼在進行袋鼠式護理時，你會發現二氧化碳數值下降，而氧氣方面則有相同數值的上升。

依據我們的研究，很明顯地流通全身、可直抵指尖和腳趾頭的血液，在袋鼠式護理期間，不會有氧化這方面的問題顧慮。

呼吸上的不適

袋鼠式護理可幫助減輕呼吸上的不適。一九九二年，我跟姬因克蘭斯頓·安德森博士前往哥倫比亞卡利當地的山谷大學，研究產後立刻採用袋鼠式護理的可行性，袋鼠式護理對較大的寶寶既然能有這麼大的助益，那麼試試看一開始便立刻採用會有什麼好處，似乎也很合乎邏輯。

但是這麼早便開始袋鼠式護理有一個難題存在，有些早產兒出生後不久就不自覺地會發生呼吸上的問題，他們的呼吸變得很費力，聲音大到可以聽見，這類早期出現的呼吸不適現象就叫做「咕嚕作響式呼吸」，小寶寶之所以會發生這種聲音，是因為他們本能地努力要避免因為在通路裡殘留一些空氣，而使肺部衰弱塌陷，如果呼吸有咕嚕作響的情形出現，早產兒經常是被送進初生兒特別護理單位，並在他喉裡插進人工呼吸裝置管子，使用 CPAP，以人工方式促使他的肺部膨脹（見第四「在初生兒特別護理單位理的生活」）。

安德森博士相信，袋鼠式護理能減輕早產兒在呼吸上的痛苦，她在威斯康辛大學針對初生兒做博士研究期間，便已發現，如果讓小娃娃跟母親在一起，並且允許母親將他抱進懷裡，親親他摸摸他，他呼吸上的困難便可出人意料地痊癒，因此她要問：「為什麼不讓小寶寶跟自己媽媽在一起，看看她的體溫和接觸是不是有同樣的效果？」

安德森博士的看法吸引了亨伯特・雷博士（他跟埃德加・雷博士沒有關係）的注意，後者是這家醫院小兒科部門的主管，他准許我們針對呼吸會咕嚕作響的早產兒，嘗試施行袋鼠式護理，雖然一開始他並不是很願意，但他給我們機會為他和小兒科的工作人員做講解說明，當雷博士和他的工作人員看到小嬰兒如何暖和起來，以及他的帶氧飽和度如何獲得改善，而他又是如何安和進入休息狀態時，他們都熱切希望我們繼續進行試驗。

我們很快便接手第二個有呼吸不適問題的早產兒，並再度試用安德森博士的方法，我們趁他躺在母親胸前做袋鼠式護理時，在他上方安裝一個氧氣罩，最初咕嚕作響的呼吸聲變得

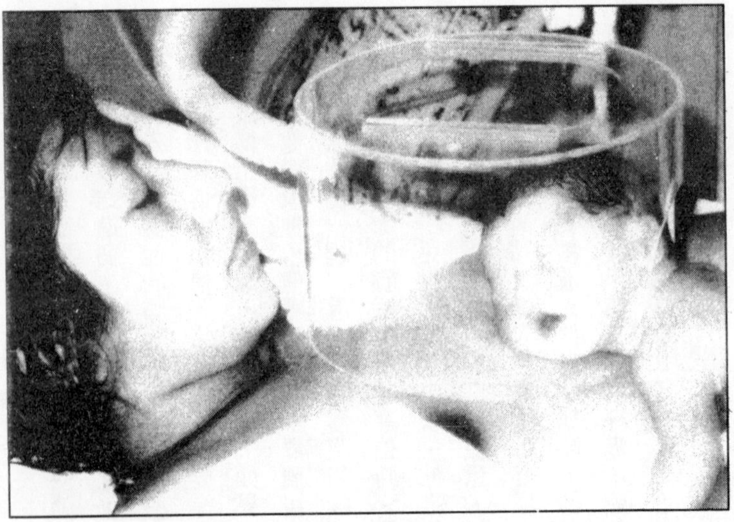

袋鼠式護理中置身密閉氧氣帳幕下的一個初生兒

比較大聲了些，但很快地便平緩了下來，在出生六小時之後，所有呼吸不適的跡象均告消失，正如預料和期望，這個小寶寶的進展漂亮極了。

我們相信利用溫暖濕潤的氧氣，加上母親的體溫（可幫助小寶寶保存他的氧氣），兩者聯合作用，另外配合與母親接觸後發展出來的呼吸規律，以及在袋鼠式護理進行時本來就會出現的滿足、放鬆和睡眠，就能解決呼吸上的不適。

我們隨後研究了十四位初生兒的呼吸不適問題，這些初生兒都是後懷孕期三十四週到三十六週之間的小娃娃，研究結果發現，當小寶寶斜偎在母親胸前接受袋鼠式護理時，我們如用罩子供給溫暖潮濕的氧氣，那麼在八小時內呼吸不適的情形便會中止，在我們研究名單內的十四位嬰兒，全都送到產後單位去，他們永遠不需要進初生兒特別護理單位，而且在四十八時內便出院回家了。

體重和發育

行進袋鼠式護理期間，不只是體重有所增加，整體發育情況都會改善，之所以如此部份是因為早產兒處在一個被環抱包圍的位置裡休息，而蜷縮在你的懷裡，他比較少受到不經意的驚嚇，以這樣的方式被抱著，他變得如此滿足，於是他會安靜下來，並且多半也會停止任何不休不止的不安舉動，當他被抱著的時候，所燃燒的卡路里會比較少，而且大半時候，他會入眠，在睡眠中，氧氣和卡路里的消耗會降至最低，如此一來，你的寶寶便可以省下這些珍貴的卡路里，拿來增長體重。

研究學者們一遍又一遍地證明，在施行袋鼠式護理時，小寶寶得以投入母親懷抱，並且吸吮母奶，而有了成功的授乳之後，他們自然就能增加卡路里的攝入量，最後得以發育和增加體重，享受過袋鼠式護理的較大的早產兒，便會每天增加超過十五到二十公克（二分之一到三之二盎司）體重。

體重能每天持續不斷增加平均達十到十五公克，是件好事，一般待在初生兒特別護理單位裡的小寶寶，在醫療上趨於穩定之前都會損失體重，而在進行袋鼠式護理時，我們預計，如果他們原在耗失體重，現在他們會開始增加體重，而如果他們原已有體重增加，那麼增加的體重量會再加大。

行為狀態

就跟一般足月的嬰兒一樣，你的小寶寶的覺醒程度（又叫「行為狀態」）也可區分十二個層次，這十二個層次為：規律性安靜睡眠、不規律性安靜睡眠、不安穩睡眠、極不安穩睡眠、假寐、無活動警戒、安靜醒覺、好動醒覺、極好動醒覺、煩躁、哭泣、大哭，在特別護理單位裡，袋鼠式護理對早產兒惹人喜歡的狀態的出現（諸如安靜、規律性的睡眠），和不惹人喜歡的狀態的減少，均具有正面作用。

睡眠

還待在子宮裡的時候，你的小寶寶一天要睡上二十到二十二小時，他享受著深沈的睡眠，但是現在待在特別護理育嬰室裡，對他來說每天最多只能逮住兩小時深沈安靜又規律的睡眠，是件稀鬆平常的事，而且這當中還穿插著十至二十秒鐘突然出現的騷動雜亂，但就在這種睡眠當中，他的呼吸規律化、他的心跳率少有變化，而他的身體安靜下來以保存能量。

至於其他時間，你的寶寶在育嬰室裡都是處在醒著或是不安穩的睡眠狀態中，在做著不安穩的睡眠時，他儘管閉著眼睛，但仍動來動去，把精力都浪費在漫無目的的活動裡了，由於周遭環境裡有許多事情，諸如醫療措施、強光和嘈雜的聲響，使他常是清醒的，任何人只要留意過保育器裡的小寶寶，就會明白他所擁有的足以恢復精力的深度睡眠太少。

在開始做袋鼠式護理之前，先觀察一下你的寶寶，大概你注意到他的時候，他多半都在舞動著他的手指和腳趾、伸直他的腿、使勁拉著他的臉、做著吸吮的動作，還有不安地閃動著他的睫毛，而且這一切都是閉著眼睛進行的，他可能很快就會醒來，然後哭泣著努力要再恢復睡眠，他這就是處在不安穩和不規律的睡眠狀態中了。

不過如果你仔細留心，你會注意到也有的時候，所有這些活動會出現短暫的暫停，這個部份便是所謂安靜、規律的睡眠，這種深度睡眠相當重要，因為就在這時候腦部才能活動起來，進行發育成熟的工作，而在這樣的安眠中，你的寶寶會忘了四週諸如強光和電話鈴聲等

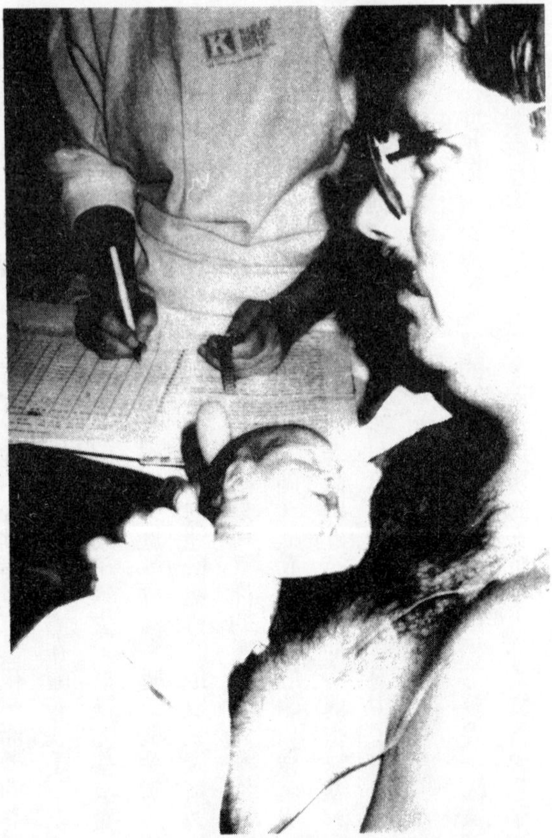

一位袋鼠式護理寶寶回贈自己父親一個蒙娜麗莎式的微笑

事情。深度睡眠減輕了小寶寶的壓力，使他再生並恢復精神，除此之外，當處在這種狀態下時，他規律的呼吸會促進血液氧化良好。

根據我們對特別護理單位的早產兒所做的研究顯示，小寶寶大部份時間都是用在不安穩的睡眠上，但我們與其把它視為標準狀況，還不如利用袋鼠式護理來幫助我們的寶寶，讓他們達到深度、可恢復精力的睡眠狀態。

在進行袋鼠式護理時，小寶寶睡眠次數較多，時間也較長，跟被放在保育器或開放式嬰兒床時比起來，被抱著的時候，他們安靜、規律睡覺的時間超過兩倍半，而且通常可睡上兩回，在袋鼠式護理期間，你的寶寶可能會安靜下來進入深度睡眠，也可能連續十三到二十六分鐘就只是躺在那裡，這樣的休息真是棒極了。

小寶寶要進入深度睡眠通常得花上五分鐘時間，你可以由他的手和臉是否放鬆，以及抱著他時，是不是感覺他的身體變得比較重，來判斷他有沒有達到這個狀態，現在他不必再跟待在保育器時一樣，被反方向拉扯，他可以調整自己喜歡的姿勢，然後舒適安靜地躺在那裡。

既然睡眠是你能提供給自己寶寶的最重要藥方之一，那麼幫助他去體驗一下長而深度的睡眠片段，就是件重要的事了，因為也只在他有了足夠的睡眠之後，他才能在要緊的時候保持機警（大約在後懷孕期三十八週的時候），以便在做好回家準備時，能跟你有互動。

警覺

所謂安穩的警覺指的是，有時候你的寶寶睜開眼睛注意著某樣東西，但他卻沒有無目的地挪動身體的那種狀態，早產兒可以看到在他們面前十到十三英吋遠的物體，如果他們的後懷孕期超過了三十二週，他們看東西就會比較清楚，而且凝視的時間可持續上好幾秒，一般而言，如果物體有明暗反差的話，早產兒就會想努力去注視它，注意力是種高級技能，通常在小寶寶後懷孕期至少滿四十週之前，他持續的時間不會超過四到十秒。

在做袋鼠式護理時，小寶寶保持警覺的時間會增加四倍，如果他已經做過好幾次袋鼠式護理，到後來，在清醒的時候，他會開始找尋你的臉孔，他甚至可能伸長頸子要找出你的聲音所在位置，或是開始和你有眼對眼的接觸（但是在頭幾回的袋鼠式護理訪晤時，你不該要求他有這種反應，你該想望的是，讓小寶寶能得到深度睡眠）。

這種反應的出現，是對你和你的寶寶的一項獎勵，它對培養良好的人際關係十分必要，特別是對你跟早產兒之間的關係更是如此，因為這一向你們可能都是聚少離多。

活動

對早產兒來說，所謂活動指的是無目的的動作，或是不稍停的不安撫弄，由於小寶寶的中央神經系統還很不成熟，沒辦法過濾掉環境裡可能會困擾她的一些令人沮喪的變化，相反地，對周遭一切，她全一五一十地有所反應。

例如，你偶然間竟然敲了下自己寶寶的保育器，你立刻就會看到以下的情況：

- 她的心跳率增加。

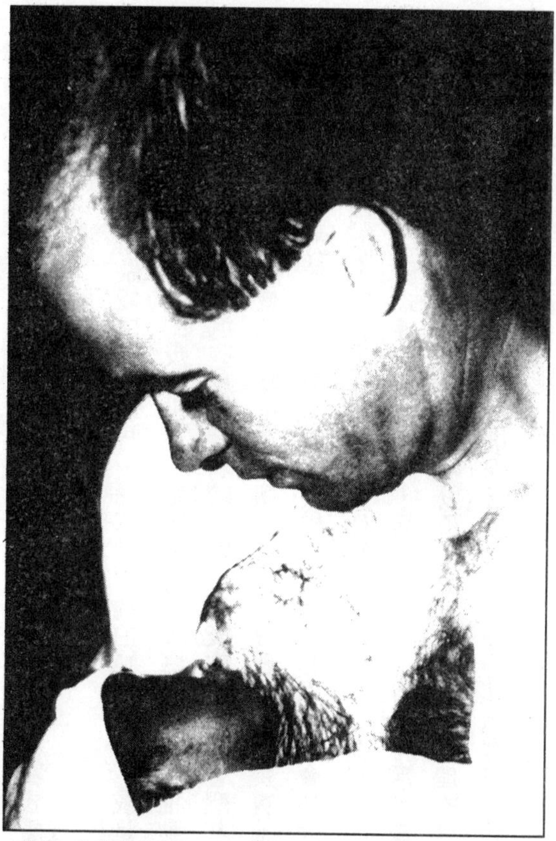

袋鼠式護理期間，早產兒伸長了脖子找尋自己父母的臉龐

- 她的呼吸加速。
- 她的皮膚由紅色變為斑駁，繼而轉藍。
- 她的全身包括腿、手臂、手掌和手指，均極度抽動。
- 她的胸部上下起伏。
- 她轉過頭去。
- 她愁眉苦臉。
- 她的臉頰上仰。

這些反應用光了珍貴的氧氣和卡路里，而且這現象會持續不退長達兩分鐘之久，要到你的小寶寶逐漸習慣了這種騷擾，出現身體變化的次數才會減少。

當你的寶寶在做袋鼠式護理時，就算是你輕拍她的肩膀，或是有人在附近發出聲音，你也看不到上述這些劇烈的反應出現，她可能有的反應只是臉上抽動一下、張開一下手指頭，或是輕微動動腿，而且這些反應還為時甚短，然後你的寶寶會醒都沒醒地繼續安靜休息。在哥倫比亞時，我們注意到，甚至在我們為袋鼠式護理中的小寶寶抽血時，他都不會哭，當母親抱著他們時，對於具有壓迫力的醫療措施，他們的忍耐力會加大許多。

在進行我們許多研究工作的其中一件時，我們觀察和測量過，在九到十二小時的一段時間裡（大約包括袋鼠式護理前三小時，活動期間三小時，和活動後三小時），早產兒會用多少時間來做些無目的的躁亂動作，可以預見地，做袋鼠式護理的早產兒比起還待在保育器或開放式嬰兒床上時，或是比起沒接受過袋鼠式護理的其他寶寶，花費在騷亂狀態裡的時間，明顯少得多。

哭泣

其中最為警醒的行為狀態叫做「大哭」，處在這種狀態裡時，你的小寶寶會臉部漲紅，而且她的哭泣聲中氣十足，心跳率和呼吸率也會跟著增加，她可能踢打著她的胳臂和腿，臉上皺成一團，總之大哭時她有很多花樣。

在特別護理育嬰室裡，負責護理人員努力要使哭泣情形減至最少，但儘管他們做了最大的努力，在開放式嬰兒床或保育器裡的嬰兒，一哭起來動輒便要持續二到三分鐘，直到精疲力竭或是有人走近來注意他為止，但是袋鼠式護理就不一樣了，不僅哭泣時數明顯減少，許多小寶寶壓根兒就不哭了，而且就算他們哭了，也會在六十秒內復原。

依我們所見到的情形來看，小寶寶之所以哭泣也不是為了反映袋鼠式護理為他們帶來不適，這哭泣都是出現在餵食之前，表示小寶寶餓了，很幸運地，在做袋鼠式護理時，哭聲一出你立刻便能做回應，不必像護士一樣，得先處理好另一個嬰兒才能照顧他的需要，小寶寶勿須等待，不過你也得有個心理準備，在要結束袋鼠式護理時，小寶寶不想離開他這安全舒適的窩，他可能會哭。

有個有趣的現象，根據研究結果顯示，在育嬰室中體驗過袋鼠式護理的早產兒，六個月大時和同年齡沒做過袋鼠式護理的嬰兒比起來，哭泣次數明顯較少，前者每天二十五分鐘，後者則要三十八分鐘。

幾乎沒有小寶寶在做袋鼠式護理時，會因為能依偎在自己父母親懷裡，而高興得哭泣，他們的睡眠如此之多，既放鬆又滿足，不再表現出躁動的樣子，這點很重要，因為哭泣對早產兒有以下許多不利：

- 它會增加腦部壓力，進而導致腦部出血（腦溢血），延遲嬰兒的發育。
- 它會拖延血液流經胎兒時期必需的特定心臟瓣膜，因此將血液由肺部轉移出來，妨礙血液氧化的進行。
- 心臟舒張後，原應收縮以使小寶寶得以發育，但哭泣阻擾了這種運作。
- 它會導致血液中帶氧指數下降。
- 它增加了寶寶所受到的壓力。
- 它會抑制自然免疫能力，也就是說，它會加大對骨髓製造白血球細胞的要求量，而這個比例骨髓並不能達到。
- 它會促使胃內產生空氣，導致腹部絞痛、提高器官敏感度，嚴重點甚至出現胃部破裂。

但是在做袋鼠式護理時，你的寶寶即使哭泣，也不是為了反映自己的不舒服，而是為了傳達某種需要。

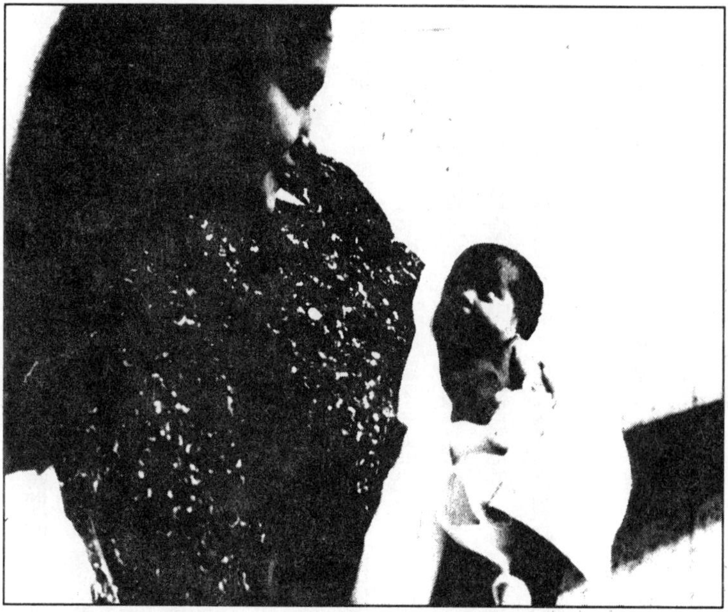

這個袋鼠式護理下的小生命，高高興興地要回家了！

情緒狀態

在袋鼠式護理期間，你能做的幾項最有力的觀察項目之一，便是看看你的寶寶看起來放鬆、滿足和平靜的狀況如何，我曾見過許多早產兒微笑著入睡，自然醒來後，便又再微笑起來，但接著又不知不覺地陷人，沈睡，另外我還聽過母親們講，自己的寶寶在被抱著的時候，看起來有多麽快樂。

「微笑！」你可能認為：「早產兒不會笑啦，就算是初生兒都還不會笑，這一定是撒謊！」

我想回答一下那些老冬烘，嬰兒時期的微笑經常伴隨著一種社交目的，小寶寶微笑可能是為了要讓他的父母親繼續跟他玩，或是對某些社交互動關係做回應，不過在後懷孕期達四十六週之前，小寶寶通常不會做社交性微笑（是為了跟你對自己寶寶所說的話以及呢喃低語做回應），這話倒是真的，在袋鼠式護理時，小寶寶的笑容看來相當刻意，他們會維持這樣的表情長達一分鐘之久。

而因反射作用或氣體誘發而生的微笑便顯然不同，短暫易變，幾秒鐘後便消褪不見，我們的研究小組見過如此多小寶寶的微笑，他們不曾使用笑氣（或因腸子蠕動而生氣體），所以我確信這些微笑與腸胃起作用無關，而且由微笑中的小寶寶心跳與呼吸率均維持如此穩定的事實來看，這些微笑也極端不可能是由氣體誘發的。

因袋鼠式護理而生的微笑跟社交性微笑不同，一般的微笑得花力氣，一個人要表達喜悅必須要收緊他的臉部肌肉，而相反地的，袋鼠式護理的微笑似乎就不費力，而且它的目的也不在於社交，因為它經常是在寶寶閉著眼睛時出現，我相信這是種神經反應下不自覺的愉悅反射，並且是他快樂的整體表現，這是因為他置身於溫暖舒適的狀態，才激發的反應，就好像是他的中央神經系統在叫著：「棒透了！」

快樂這東西變易不定，很難做科學化的測量，我注意過這些小寶寶，直覺上我知道他們覺得快樂，但是我仍然常常忖度著，該怎麼樣將他們的快樂加以量化。

與其用比較具有攻擊性的腦波圖（EEG）來測量腦部波動型態，或是藉計算肌肉組織的行動可能性，來估量早產兒兩頰的上揚動作，我寧可決定採用簡單的觀察法，並計算出袋鼠式護理期間，不論強度大小，微笑的次數有多少。

今天我們是在華盛頓里奇蘭卡德里克醫療中心，針對使用保育器並接受過袋鼠式護理的小寶寶，做早產兒微笑計數工作，另外，在薩爾瓦多聖薩爾瓦多市馬特尼達德醫院，則是針對使用開放式嬰兒床，並且在出生後半小時內即開始接受袋鼠式護理的小寶寶做調查。

我很高興向大家報告，在袋鼠式護理當中，我們見到了使用保育器或開放式嬰兒床的小寶寶所不曾有的微笑，當然，有些寶寶一點也不會笑，但其他寶寶在一次一到二小時的袋鼠式護理的活動期間，笑過三或四次，知道自己在像初生兒特別護理單位這麼艱難的處境裡，仍然能夠讓早產兒微笑，真是給人一種特別的感受。

提早出院

由於這所有生理和心理上的好處，採用袋鼠式護理的小寶寶可以比較快由保育器轉往開放式嬰兒床，並且最後能比其他小孩少花點時間在醫院裡，並不足為奇，這麼做並不只是可以省錢，更重要的是，它同時還可以免去父母親和子女雙方在生理和心理上的損傷和煩惱。

在接下來的研究中，我們比較了兩組使用保育器的小寶寶，他們的呼吸插管已經拿掉，一組接受過連續五天的袋鼠式護理，另一組則只在保育器中予以照護，好笑的是，由於袋鼠式護理寶寶在開始母子間活動才只三天後，便被轉送開放式嬰兒床，使得比較工作變得困難起來，不過所有這些寶寶都沒再回頭使用保育器，而且也都能承受這項轉變毫無問題。

我們同時還針對哥倫比亞卡利市的小寶寶，觀察他們提早出院的情形，這些小孩在產房內便開始袋鼠式護理工作，他們出生時懷孕期為三十四到三十七週，出生後五分鐘 APGARs 為六或更高（健康嬰兒的 APGARs 為九或十），這表示他們既不必在喉嚨內插入氧氣管，也不必安置在保育器裡了（見第八「你的小寶寶有資格接受袋鼠式護理嗎？」）。

在產房裡我們讓這些寶寶在出生後十二分鐘內便早早躺進母親懷裡，並且要求這些女士在六小時袋鼠式護理期間都抱著他們，結果所有小寶寶接受這項措施的情況都很良好，在六小時過後，母親和嬰兒們轉往一般產後病房，接著在二十四到四十八小時後，所有的母親和小嬰兒全都出院，毫無糾紛。

安德森博士嘗試要在美國佛羅里達大學香德醫院施行同樣的措施，結果我們發現袋鼠式護理寶寶三・七天即可回家，而情況類似的小寶寶被送往特別護理單位後，卻要十天才能回家。

整個袋鼠式護理是由許多具實證性的事項結構而成，形成如交響樂般調和的鉅構；小寶寶不管是在自己母親或父親懷裡，都可以得到一種滿足感，隨著放鬆和安心而來的是溫暖增加，使他得以成眠，這個睡眠接著減少他的躁動不安和無目的的活動，然後讓他能把自己的卡路里用來發育成長，同時也減少了心臟和呼吸上的負荷，於是在這兩方面變得較為規律和不費力，結果導致血液氧化情形有所改善，幫助腦部成熟，使得以對抗傳染病的侵襲，建立一個良好的睡眠模式，並控制好心臟和呼吸。

當做母親的人看到寶寶在自己面前入睡和放鬆下來時，她也會變得較為滿足，並且對生產的事較不感到壓力，結果讓她在袋鼠式護理期間更有可能分泌乳汁，母乳的氣味吸引了這麼接近母親的小寶寶，於是他展開第一次成功的哺乳經驗，這所有的一切多麼教人開心啊！

七、為什麼袋鼠式護理能奏效

儘管我們現在已知道袋鼠式護理有效果，但我們仍要思索一下箇中原因為何，經過無數個小時的研究和觀察之後，我得到了個結論，這個愛的「治療方式」之所以如此有效，是因為它包含了一些你的寶寶在子宮裡已然習慣的要素，提供了一個親密的保護方式，使得他得到有助痊癒的休息，並開始發育成長，在本章裡，我將跟你一起探討一下，為什麼我相信這事是真的。

子宮裡的世界

大部份人想像中的子宮裡的世界，是一個安靜、黑暗的所在，在那兒胎兒漂浮在一片清澈的寧靜中，實際上，這可跟真實相去十萬八千里，在我們的著作《如何才能有個較聰明的寶寶》一書中，我跟蘇珊・戈蘭特說明到，子宮是個充滿動態的環境，胎兒發育中的感官在那兒接受各式各樣溫和的刺激。

例如，通往胎兒耳朵的神經，在懷孕期第二十八週時便告長成，耳朵導管是開著的，到第三十五週時，胎兒腦部對聲音會起反應。

因為羊水可傳導聲音，從那時候起，你的寶寶便一直可以聽得到你消化時的咯咯聲、吞嚥聲、心跳和血液的脈動，這些聲音以七十二到八十四分貝大的音量通到他的耳朵（我們彼此面對面說話的音量為六十五分貝），儘管中間有身體組織予以消音，並有器官分隔開母親的聲帶和胎兒的耳朵，但在子宮裡，母親的聲音仍然可以辨別的出來。

負責將眼睛感受到光線的訊息傳至腦部的視覺神經，則是在懷孕期第八週時形成，但在二十七週時，胎兒腦部才第一次對光線產生反應，據研究顯示，當強光照射到母親腹部時，胎兒心跳率會增加（這就表示他有所反應）。

你的胎兒同時也在發育形成運動感官，像可感知運動的器官內耳前庭是在懷孕期第十七週成形，但這個負責傳送運動感覺的神經要到第二十四週時才成熟。當胎兒還在子宮裡時，對你的自然動作，像是站立、走路、彎腰和轉身等，都已經能感受到，就在你動來動去的時候，羊水囊也跟著你搖晃翻騰，你的呼吸（一般是每分鐘十二到十六次）也會導致羊水囊內產生輕微波動。

在懷孕的前半段時間裡，你的胎兒自由地漂浮在羊水囊裡，而且在精巧的抗地心引力作用裡，他可以彎彎自已的身體、胳臂和腿，早在懷孕期第七週時，他便已開始吸吮他的拇指了，而後隨著懷孕時間的加長，他沈到子宮底部，並且開始逐漸塡滿這個空間，子宮裡的環境變得越來越貼身，直到胎兒再不能自由移動為止，說得更精確點，隨著他的肌肉活動能力增長的結果，他的手臂和腿都彎曲收攏成標準的「胎兒姿勢」，他被環抱在一個溫暖安全但又圈限人的環境界限裡了。

魂縈子宮舊夢

袋鼠式護理將你的早產兒帶離了第四節中所描述的那個給人壓力的初生兒特別護理環境，在這同時，在某些方面它也為早產兒重建了他在子宮裡享有過的那種寬慰人心的舒適。

母親的心跳聲

當他躺在你的懷裡時，你的早產兒又可以聽到同樣的七十二分貝規律心跳聲，一如他在子宮裡所曾聽過的，對初生兒來說，心跳聲有使人平靜的作用，我們曉得只要我們播放錄有這些聲音的錄音帶給他們聽，他們就會停止哭泣，並且安靜入睡，他們甚至還會偏過頭來好聽得更清楚些，事實上，在初生兒特別護理單位裡，為了要減輕小寶寶的壓力和幫助他們入睡，護士們會播放心跳聲的錄音帶，這些錄音可是非常有用的。

母親說話的聲音

胎兒隔著子宮壁所聽慣的母親熟悉的嗓音，在他出生後，對他會起安慰的作用，在一些科學實驗中，人們準備好一捲錄有初生兒在子宮時期所慣聽的母親聲音的錄音帶，裡面反覆出現母親常用的字眼，結果發現為了要開啟錄音帶，初生兒會改變吸吮方式，而且他還會跳過一位陌生女士的聲音，選擇有自己母親聲音的錄音帶。

儘管你的聲音傳到胎兒耳中已有失真，但是他能夠感知到聲音的頻率、音度和聲調，所以當你的寶寶躺在你懷裡進行袋鼠式護理時，你的聲音在通向他耳際時容或有點變樣，但是就算聲音必須穿過的是皮膚和骨骼而非以前的肌肉和血液，傳達的效果仍然一樣。

搖晃

當早產兒在你懷裡歇息時，他喜歡輕緩有韻律的搖晃，因為在子宮裡，每當你呼吸時，胎兒便可感覺到羊水輕微的波動，現在躺在你胸前，他會依同樣的比率和同樣的輕巧方式搖兒。

吸吮

從懷孕期第七週起，你的胎兒就開始吸吮他的手指頭，或是身體其他部份、任何接近嘴邊他搆得著的地方，這吸吮的動作對他口部和下頜的發育十分必要，因為這練習讓他做好出生後吮乳的準備，吸吮是他的一種強烈需求，而且我相信這動作提供他一種安全感。

但是他如果躺在保育器裡，你的早產兒很難將他的手拿近嘴邊，他的肌肉活動能力或力氣還不足以做這動作，而若要他把奶頭含在嘴裡也是幾乎一樣不可能，他會來回轉動著頭用不一樣的力氣吸吮，大力地將奶頭吸了進來，卻又用較弱的力氣把奶頭推了出去，他還沒做好用奶頭的準備。

不過，袋鼠式護理是讓寶寶學用奶頭的捷徑，你的早產兒可以應人要求和隨自己喜歡而吸吮，藉此來撫慰鎮定並餵飽自己（見十一、「袋鼠式護理期間的哺乳」）。

包圍感

子宮裡的環境有項顯著特色，即是它的四面包圍，這情形在懷孕期二十週之後尤然，所以小寶寶一出生，便會想找尋他在子宮裡體驗過的那個舒適的環境，若要了解這種四面包圍

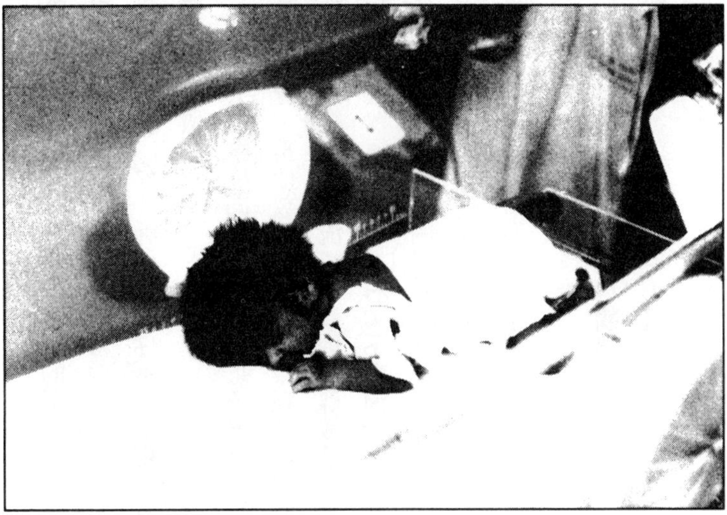

這個小寶寶躲進了保育器的一個角落裡，注意她的一隻腳抵著隔牆。

的感覺對你的早產兒有多重要，只要看看他躺在保育器裡的情形便可明瞭，護士將他安置在床中央後，等他一安靜下來，他就開始一點一點慢慢移動，最後把自己挪到保育器的一個角落裡去。

也可能在哪天你人到了那兒，會發現你的小寶寶拿一隻腳的腳底板抵著保育器的外壁或是嬰兒床的角落，嘎扎嘎扎踩踏著，這真教護士小姐煩惱，因為她曉得經由保育器外壁小寶寶會耗失體熱，於是她將他挪回嬰兒床中央，只在下一回發現他又縮回那個給人保護包圍感覺的角落裡時，才過來察看一下。

你的寶寶之所以要窩進那個角落，是

為了要尋求他在子宮裡體驗過的侷限感，在倚靠著一個邊界時，最是讓他感到安全舒適，如果你仔細注意他，你會發現當他待在那個位置裡時，他常能睡得很沈（十三、「特別護理育嬰室經驗談」會告訴你，當你不在小寶寶身邊時，要怎麼樣替你的早產兒製造一個舒適又有包圍感的環境）。

提供包圍感同時也是種防止不適當感覺輸入的有效方法，它可以減少你的寶寶對周遭活動的知覺，當他被包圍起來時，在他四周的氣流減少，而氣流或溫度的變化會改變小寶寶的呼吸率，空氣的對流或蒸發則會導致他體熱散失，所以當他被包圍起來的時候，他便可不受嚇人的機器運轉情形左右，不會因此消耗掉卡路里，如眾所皆知，衣服和諸如收訊毯等包裹材料可以減少嬰兒的好動，並使他們平靜下來。

進行袋鼠式護理時，因為你將小寶寶安放在你已漲起的乳房間，將他貼胸抱著，並在他背上加上覆蓋，這便提供了包圍感，另外，母親們通常會將一隻手放在寶寶頭上，另一隻手撫著他的背。

身體的彎曲是製造包圍感的另一項要素，由於子宮裡空間有限，胎兒必須彎起膝蓋和曲著手肘才行，但早產兒太過虛弱，他沒辦法自動彎曲肌肉來維持這種胎兒姿勢，所以他會無

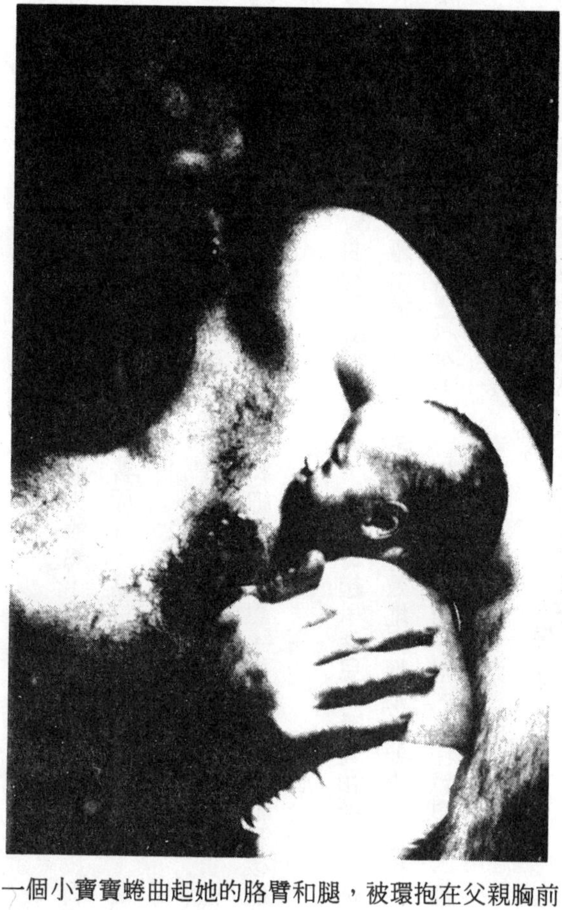

一個小寶寶蜷曲起她的胳臂和腿，被環抱在父親胸前。

助地躺在保育器裡，大張著胳臂和腿。

你可以想見，這樣張開的姿勢會讓小寶寶耗失體熱，特別是在動脈最接近皮膚表面的地方耗失得最厲害，像是手肘、鼠蹊部、膝關節背面等，當你的早產兒伸直手臂、腿或膝蓋時，他便把這些區域全曝露在空中了。

這樣一種大張的姿勢對於肌肉的良好活動能力和神經肌肉的發育，也會有負面影響，根據研究顯示，彎曲的姿勢有助於加速小寶寶神經細胞的成熟，這可以增強他日後的協調統合和發育成長。

在袋鼠式護理期間，彎曲的姿勢得到補強，當你彎起早產兒的手臂和腿時，你便使他的動脈免於曝露在冷空氣中，藉由這麼做，你不只可以有效地保護動脈要害，還可以減少經由大半皮膚表面散失到空氣中的熱量（在十、「袋鼠式護理前、中、後注意事項」裡，我將告訴你該怎麼讓你的寶寶維持彎曲姿勢）。

為什麼袋鼠式護理可以對為人父者發生效用

你可能正在想著，袋鼠式護理百般百樣的好，全是針對母親這一方，但是它對父親的效用怎麼樣呢？畢竟小寶寶不曾在自己父親的子宮裡待過，不是嗎？

儘管胎兒確實不曾在父親身體裡待過一丁點時間，但母親的身體所能提供許多舒適感覺，父親的身體一樣也能辦到，例如，心跳聲的持續特質、伴隨著呼吸聲的搖晃，還有父親的體溫，都可以安慰小寶寶並使他安靜，早在一九一三年，科學家便明白，只要讓聲音持續發出至少五分鐘，便可使小寶寶的心跳和呼吸率變得較為規律，這些反覆出現的聲音比保持安靜更能有效使小寶寶安靜下來。

雖然做父親的沒有大而柔軟的乳房可以包圍他們的早產兒，但是在施行袋鼠式護理時，他們仍然有自己的方法可以提供包圍感，為人父者有種堅定而又能撫慰人心的撫觸方式，這東西直接去體會比解說來得容易些，你可以試試這個小實驗：你坐在椅子上，兩旁分別坐著一位先生和一位小姐，要求他們同時將一隻手搭在你肩膀上，你會感覺到男士這一側肩膀相較下承受到比較大的壓力，而且即使他的觸碰是溫和的，仍然會給人堅實的感覺。

所以當一位父親在袋鼠式護理時抱起自己的孩子，他那雙比較大的手掌便是他的長處，他只要用兩手圍住自己寶寶的背部，根本就已經等於用他溫暖、堅實又不失溫柔的撫觸把小孩淹沒了，我相信這種保護行為對袋鼠式護理的成功也會有幫助。請參見十二、「專門寫給

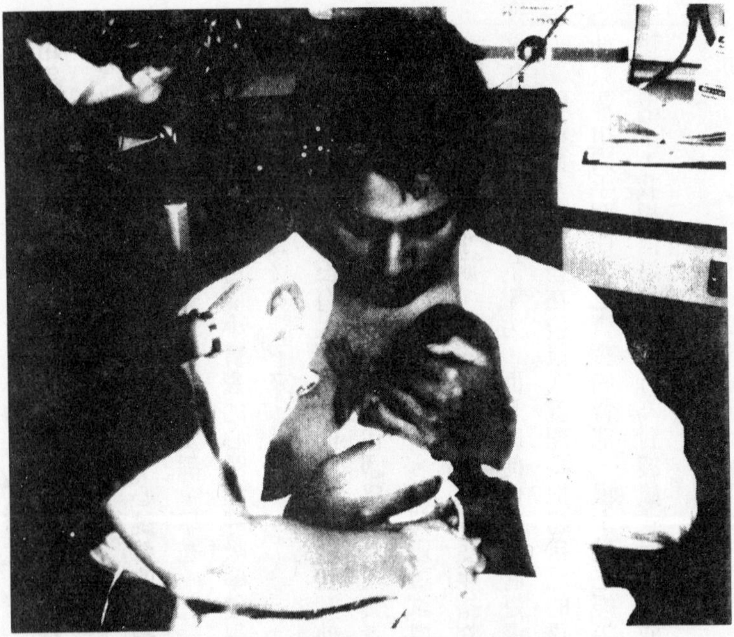

一位父親環繞的雙手，保護、安撫、溫暖了他的小孩。

為人父者的話」，對於父親所扮演的角色，你會有更多了解。

袋鼠式護理可保護早產兒

在一九八〇年代，隨著醫學技術上的進步，增加了負責護理人員挽救早產兒生命的能力，並使他們能拯救越來越小的寶寶，而在這年代，進入初生兒特別護理育嬰室的早產兒數目，也有了戲劇性的增加，使得許多醫院覺得有必要重新改造他們的護理單位，讓早產兒能有舒適的環境。

雖然新的設計可容納大量的早產兒，而且讓人容易接近嬰兒床，但它同時也讓每一個小寶寶曝露在環境所有有害元素之下。

很快地，醫療和育嬰工作人員便明白了，產生騷亂的情形並不如理想中好，因為這個環境會不斷為小寶寶製造那麼多壓力，使得他們的睡眠遭到破壞，研究人員發現在半隔離的情況下，早產兒的進展要好得多，而更具隔離性的較小型房間可以促使復元進度更快更好，這是因為它們排除掉初生兒特別護理單位裡許多有害因素之故。

袋鼠式護理可提供個人化環境所有的優點，當你將小寶寶抱在懷裡時，你替他擋去了流動的氣流，並保護他免受強光刺激，使得光線變得比較柔和，這是個安靜時刻，護士通常會把各種診療工作合併在一起，以免打擾到小寶寶的睡眠，在你的小寶寶睡著時，他的一邊耳朵會緊貼著你的胸口，專注地聽你的心跳，另一隻耳朵則曝露在初生兒特別護理單位的噪音下，但我相信，在進入這麼深沈的睡眠之後，小寶寶自會把這些擾人的聲音拋在腦後。

趴臥姿勢的功效

在進行袋鼠式護理期間，小寶寶採直立趴臥的姿勢，由父母貼胸抱著，這種姿勢對你的早產兒有許多好處，小寶寶保持直立和趴臥後：

- 睡眠更深沈、更久。
- 減少對能量的需求。
- 較能忍受周遭的噪音和活動。
- 較少反芻。

假使讓一個嬰兒平躺著，那麼他不但無法完全放鬆，也無法得到包圍感，他會大張著胳臂和腿，任環境壓力擺佈，來看看一個真正病弱的幼小嬰兒，由於他必須仰躺著，我們才能好好替他做換氣工作，你可以注意到他是完完全全伸平開來的，所以對這個小寶寶來說，想把手臂和腿舉到身體上方做出彎曲的姿勢並不容易。

但是當我們讓同一位小寶寶，採直立趴臥姿勢（即使還連接著換氣裝置）接受袋鼠式護理時，我們可以調低氧氣濃度和換氣裝置的控制程度，因為他這時候需要的氧氣壓力和份量減少，而且也不再要那麼多的呼吸援助（或許是因為他的胸壁放鬆了，阻力減小而讓較大量的空氣得以進入）。

不過，請記住一點，以袋鼠式護理寶寶中還使用換氣裝置者為對象進行的研究，仍然受到相當大的限制，所以尚難得到結論，因此儘管對使用換氣裝置寶寶所做的臨床觀測顯示，情況是有改善，但是在練習袋鼠式護理時，旁邊最好有人能仔細監測小寶寶的狀況，只要對小寶寶無害，那就繼續做多久都行。

最後，這直立趴臥的姿勢對早產兒還有個好處，那就是可以使他的頭部保持圓形。早產兒的頭骨仍然相當柔軟易變形，會受到壓力影響，如果小寶寶使用保育器，使他的頭蓋骨側面或背面經常承受壓力，那麼他便得冒著頭型加長或變平的危險，由於所造成的結果可以持續到青春期期末，甚至達到成人時期，所以當小寶寶年紀較長時，這情形會為他帶來社交上的困窘不安。

護士們於是採用水床和氣墊，並且經常改變小寶寶的姿勢，以避免經常壓迫頭蓋骨。另外，直立趴臥的姿勢還可以讓嬰兒有機會以頭蓋骨不同部位來承受體重的壓力。

袋鼠式護理賦予早產兒權利

袋鼠式護理似乎有種世界性的吸引力，不同懷孕期、不同醫療狀況和不同性情好惡的人都喜歡它，袋鼠式護理讓小寶寶有母親陪在身邊予以照應，在小寶寶重新調整自己姿勢時，做母親的同時也會不自覺地幫忙調整，這種互動給母親一個表達母性感情的機會，對於母親愛的撫觸，小寶寶不僅給予回應，而且還衷心喜愛。

我相信未足月的小寶寶藉由袋鼠式護理，能取得做人的權利，他們得到影響自己母親、展示吸吮才能和睡覺的能力，就跟成年人一樣，小寶寶在感覺安全時睡得最香，袋鼠式護理對他們來說是種愉快的體驗，喚起了他的安全感，能被穩固溫暖地擁在父母懷裡，讓早產兒的生命回復到原應有的風貌，就算只是暫時也好。

八、你的小寶寶有資格接受袋鼠式護理嗎？

有一次我造訪里奇蘭的卡德里克醫療中心時，我的研究小組得到許可，可以對一個非常幼小又使用換氣裝置的寶寶試用袋鼠式護理，小格雷出生時後懷孕期滿三十週，體重才剛超過一千公克（約二磅），當這位小男孩躺在輻射保暖裝置裡時，我們觀察了他一個小時，好取得他在心跳、呼吸、體溫和其他生命跡象方面的基準讀數。

可憐的小格雷既不安又煩躁！我們必須一直穩住他的頭和握著他的手臂，護士把手放在他頭上安撫他，也幾乎沒什麼效用，格雷正是一個無力與周遭發生的事情相對抗的典型換氣裝置寶寶。

我們帶格雷的母親進來，請她坐下，並讓她為第一次的袋鼠式護理活動做好準備，為了把格雷從輻射保暖裝置裡抱出來，並將他和他的所有裝備安妥在他母親胸前，就花掉了將近五分鐘這麼長的時間，但是效果幾乎立刻就出現，小嬰兒安靜了下來而且睡著了，我們監測他達一個小時。

當我們將格雷放回他的嬰兒床時，他無聲地哭了起來，愁眉苦臉，換氣裝置的管子使他沒辦法發生任何聲音，但是我們看得出來他確實是在抱怨，抱怨他置身的所在太討厭了！他的護士卡蘿認為：「格雷看起來就跟還沒做袋鼠式護理前一樣煩躁。」

「這話可能不假，」我回答：「但是他現在的不快樂並不表示袋鼠式護理對他沒用，他享受到一個小時的平靜放鬆的睡眠，那就值回票價了。」

因為我一直忙著格雷的事，不曾注意過四周還有哪些人在育嬰室裡，這天有其他五個小寶寶住進了初生兒特別護理單位病床，是典型的卡德里克的一天，跟其他日子沒兩樣，但是現在其中有位寶寶的母親，在我們正為格雷做袋鼠式護理後狀態評估時，走向我們。

「我的寶寶也很煩躁不安，」她說：「那樣子真的對她不好嗎？」

「我們希望她能省下體力供發育用。」另一位護士瓊安回答。

「嗯，我看過這個寶寶躺在他媽媽懷裡時，是多麼平靜和放鬆，」她指著格雷說：「我也想跟我的寶寶做。」

「我們樂意讓你參加袋鼠式護理，」我回答她：「但是因為這種醫療措施還很新，所以我們首先得確定一下你的寶寶資格是否符合。」

我的寶寶準備好了沒？

這不是個簡單的問題，是不是具備做袋鼠式護理的資格，得考慮許多因素，單靠出生體重一項並不足以預料那些寶寶可以接受這種醫療方式，我就曾看過一位極小的寶寶，出生時只八百公克重（正好在二磅以下），但因為接受新的肺部表面活力物質治療（這是種潤滑劑，可以幫助防止肺部萎縮塌陷），讓他自力呼吸的情形變得較好較快，結果在兩週內，他就有資格做袋鼠式護理了，而另一方面，我也看過一個二千五百公克重（約五又二分之一磅）的嬰兒，因為太過虛弱，身上接了許多管子，而且需要二十四小時看護，使他沒辦法接受袋鼠式護理。

在這裡有一點我必須提醒大家，針對一千公克以下嬰兒而做的袋鼠式護理研究仍極少，事實上，到今天為止，才只有一件研究是以體重在一千到一千五百公克間的嬰兒為施行對象，不過，隨著人們對人工表面活力物質的使用增加，還有這東西的費用變得較為合理，使得小寶寶比較能夠忍受袋鼠式護理實行前後必要的移動，因此他們也就比較快可以開始做袋鼠式護理了。

不過，一般說來，如果寶寶體重超過一千五百公克，再能配合下列其他各項因素，那就表示可以開始進行袋鼠式護理了：

- 嬰兒懷孕期至少滿二十八週，或是他的後懷孕期至少有三十週（所謂後懷孕期指的是，小寶寶待在子宮裡的週數，再加上離開子宮後的週數，跟懷孕期相對照，後者只指在子宮裡的週數而已）。
- 他固定使用換氣設備。
- 他一直是住在保育器或開放式嬰兒床裡接受照護。
- 他用藥劑量固定。

如果你的寶寶使用輻射保暖裝置，那麼他就可能還不是個好人選，從他用保暖機件這點來看，即表示他仍相當虛弱，因此他可能還需要如此多的醫療措施和醫藥照料，每分每秒藉著外力才能維持生命，若將他帶離輻射保暖裝置，施予袋鼠式護理，對他的健康和福祉可能有害，在了解這情形後，我相信最好還是等到你的寶寶準備要轉住保育器時，才開始袋鼠式護理。

一旦你的寶寶住進了保育器，他得待在那兒，直到他證明自己能維持體溫、持續攝食和體重上升（連續三至五天每天增加十五到二十公克），而且不再需要補充氧氣為止，到這時候，他將會轉往開放式嬰兒床，而通常這時他的體重是在一千三百和一千八百公克之間，或者就算他的誕生體重是一千五百公克甚至更少，他至少也得有七天大。

你和你的寶寶展開袋鼠式護理的時間，大概就在他住進保育器時，到他要轉往開放式嬰兒床的時候，你應該已經對袋鼠式護理的例行程序非常熟悉了。

利用 APGAR 得分表

要決定你的小孩是不是有資格接受袋鼠式護理，你可以利用他的五分鐘 APGAR 得分表，藉由這個 APGAR 表，保健小組可以研判，你的寶寶在出生後一分鐘和五分鐘時，需不需要醫療援助，實際上 APGAR 是針對有助做寶寶健康研判的五項重要因素，所做的測量檢查：

1. **外表**（Appearance）：如果你的寶寶看起來蒼白甚或發藍，那麼在外表方面，他便會得到低分，而假使他膚色紅潤，他就會得到高分。初一分娩時，膚色是帶氧飽和度最靈敏的標示器。

2.脈搏（Pulse）：心跳率每分鐘若在一百二十到一百六十下之間，算是良好，若每分鐘低於一百下，那就會得低分了。

3.愁眉苦臉（Grimace）：你的小寶寶對誕生後的不適如何反應？見到強光他會不會瞇起眼睛？有人碰他時會不會受驚嚇？他會愁皺著一張臉來表達他的躁怒，另外在一出生時，哭泣也是種積極的反應，這表示你的新生兒的中央神經系統會對他所置身的環境產生反應，若他沒有愁眉苦臉的表現，這個項目他便得低分。

4.活動程度（Activity level）：保健人員會利用拉直小寶寶的手和腿，然後鬆手的方式，來測試他的手腳活動能力，如果是無力地掉落下來，所得分數便較低，而假使你的孩子能從容地擺動手腳，那就能得到高分。

5.呼吸率（Respiratory rate）：如果每分鐘呼吸次數能達到正常比率的三十五次，便可得到高分，只要哭泣中的小寶寶呼吸狀況良好，那就表示你們可以安心了，不過如果哭聲微弱單薄，會降低得分。

每項評判標準的最低分是零分，最高分是二十分，一個小寶寶的 APGAR 得分如為十分，即表示他相當健康強壯。

這個 APGAR 記分表可利用來判斷，你的早產兒是否已做好接受袋鼠式護理的準備。

APGAR 九至十分，表示早產兒非常健康，可以立刻展開袋鼠式護理。

APGAR 七至八分，表示寶寶尚稱健康，如果在分娩後兩小時內，未開始做袋鼠式護理，那麼可能在未來兩天裡展開。

APGAR 五至六分，表示在開始做袋鼠式護理之前，你可能必須再等個三到五天。

APGAR 零至四分，表示醫療人員將非常專注於救助這個小孩，在未來七天或者更久的日子裡，你可能不能夠展開袋鼠式護理了。

對較虛弱早產兒的要求

假使你那家醫院願意為你那比較病弱幼小的寶寶嘗試進行袋鼠式護理，而且他們有做過這類護理的經驗，那麼下列參考準則可能會有幫助：

1.出生時，小嬰兒必須已做過五次或更多次的 APGAR 檢查。

2.這個寶寶最少得有二十八週懷孕期，和三十週後懷孕期。

3.小嬰兒使用的是固定的換氣設備，使他的負責護理人員在先前十二小時裡，可以不必更換設備來配合嬰兒的變動。

4.早產兒的肚臍動脈導管或胸部插管已經拿掉（或是從不曾用過），就如同我在第四節中所做的說明，這條導管是插進小寶寶臍帶裡的，所以當你將寶寶抱在胸前時，會將導管壓進腹部，導致管子阻塞或是造成讀數出錯，至於胸部插管則是因為它非常易壞，做袋鼠式護理時可能會移動位置。

5.如果皮下管線是由嬰兒臂彎皮膚插入，那麼小寶寶可能是正在接受全額腸外餵食（如第四節中的說明，這種餵食是將所有營養從他的血管裡輸入），但假如管線是從肩部進入，由於肩部管線比臂部管線容易被移動，那就不該開始試做袋鼠式護理。

6.寶寶假使安全無虞，可能會使用 IVs 管，在進行袋鼠式護理之前，必須先仔細確定頭皮靜脈 IVs 管是否沒問題，之所以要這麼做還是因為這管線有被移動的可能性。

7.假如先前兩次用藥都是同一種藥，那麼早產兒可能服用的是諸如茶鹼（可用來調節呼吸）和 dexamethasone（可用來促進肺部成熟）等藥物，假使在計劃好的袋鼠式護理活動期間，醫療人員也正要考慮斷除供給小寶寶這兩種藥物的任何一種，你要確定護士有謹慎留意他斷藥後的適應情況，如果將要在你的孩子確實正在斷除這兩種用藥時，採用袋鼠式護理，那麼你就把活動時間安排在兩次用藥之間，不要把時間正好排在某次用藥時間快到之前。

8. 使用 vasopressor（可用來調節血壓）這種藥物的嬰兒不宜施行袋鼠式護理，因為所採用的直立放鬆姿勢會改變血壓，進而因此改變藥物需要。

9. 小寶寶可能正在使用換氣裝置、體腔血管插管、氧氣罩或氧氣吹送管等裝備，來吸收氧氣，但所需氧氣量一定要比較穩定才行。

10. 小寶寶可能出現一或二級、而非三或四級的腦腔內出血，經診斷是由高頻聲波所造成，這腦腔內出血指的是，由於腦部內血壓改變，或是帶氧指數的變化，結果導致血液侵入腦部，出血情況級數越低，表示出血範圍越小，嬰兒的中央神經系統也越能加以控制，而有中度或劇烈失血現象的小寶寶，可能會因為太過虛弱以致無法參加袋鼠式護理。

11. 即使你的寶寶無法經由嘴巴攝取任何食物（在醫學術語上叫 NPO），但是在做袋鼠式護理時，他可能仍然努力要靠向乳房（畢竟他聽不懂醫生的指示），對於是不是能以母奶哺育他，你需要特別指示，如果完全不可能，你可以讓他吸吮你的手指頭來代替。

微量觸碰

「我是個微量觸碰寶寶」，你可能會在自己小寶寶的保暖裝置、保育器或嬰兒床上，發現掛了這麼一塊標誌，所謂微量處理這個指示是設計用來告訴育嬰和醫療人員，某個小寶寶不能承受太過頻繁的醫療接觸，但這並不表示你應該把社交性的觸碰限制到最低限度，它指的只是醫療上的觸碰，但是很不幸地，在小寶寶每天接受的觸摸中，醫療觸碰佔了高達百分之九十的比例。

醫療上的觸碰是以零散的方式進行的，護士可能會來替小寶寶的頭轉個向、動動他的腿，或是在他腳上扎一針，這些全是間歇性的，嬰兒對這種觸碰會產生血液帶氧減低的反應，特別是幼小的嬰兒情況尤然，事實上，醫療接觸期間有百分之七十五的時間裡，常常連帶也有早產兒低帶氧指數的徵候，但反過來，愛的撫觸，像是你把手放在寶寶腿上，並且保持這個姿勢或是你在袋鼠式護理期間抱著他，因為是包圍著他，所以並不會降低帶氧指數。

如果你的小寶寶床上掛有微量觸碰的標誌，你該做的第一件事是去請教護士：

1.這一次我的寶寶對哪些種類的觸碰會有不良反應？
2.當我把手放在他的腿上時，你可以替我的寶寶做一下監測檢查嗎？

你將有機會提供他持續式的觸摸。當你碰觸小寶寶的時間長達二或三分鐘時，注意一下他的反應，如果他能忍受你的社交性觸碰，而沒有激烈的生理變化跡象出現，接下來他就是袋鼠式護理的可能人選了。

這個微量觸碰的標誌基本上是要告訴工作人員，把醫療措施合併在一起做，好讓小寶寶一次就接受完所有讓人不舒服的碰觸，並且要他們嚴密注意這個寶寶，還有辨視出醫療觸碰當時正造成的影響，大家都相信，將護理工作合併在一起，可以促進小寶寶從觸碰影響中復原的能力。

請教護士或醫生

假使你的熱切渴盼展開袋鼠式護理工作或做任何其他類型的擁抱，要你必須等待可能很困難，但是記住，工作人員會把你的寶寶的健康視為第一優先要務，而且在此時他們會做出最符合小寶寶需要的決定，不過早產兒的需求經常會有變化，他們可能一週接一週、一天接一天，甚至一小時接一小時改變，另外去提醒工作人員，只要能對小寶寶有幫助，你願意做袋鼠式護理，接著在你看見我們做出準備妥當的信號時，把情況跟你的醫師或主要護士討論一下，要記住，他們也會把你的權益放在心上的。

第二章

如何爲你的早產兒做袋鼠式護理

九、採用袋鼠式護理的最佳時機

如果挑對了執行的適當時機，袋鼠式護理會是最有效的方法，你必須考量幾項因素，包括：

- 你的寶寶餵食的間隔時間。
- 當天計劃要做的醫療措施。
- 你的寶寶的日夜循環和每日周期性。

讓我們更詳細地來看一看這幾項因素。

小寶寶的餵食間隔

你的袋鼠式護理活動的恰當時間，得看你的早產兒是胃管餵食或奶頭餵食來決定（見四、「在初生兒特別護理單位裡的生活」），一般說來，許多父母親發現，就在自己寶寶做完預定的餵食之後開始袋鼠式護理最好，因為它可以讓小寶寶比在保育器時，保持更為直立的姿勢，因此這項措施在這個時候特別有幫助，另外微微彎身可以促進食物消化，由於你的寶寶的消化道尚有一點不成熟，藉由重力作用可以幫助維持食物向下走。

如果你在預定餵食時間之前不久，將你的寶寶抱起來做袋鼠式護理，那麼這食物應該趁他還在進行袋鼠式護理時供給他，特別如果他是利用胃管來接受營養供給，嬰兒如能放鬆可以讓牛奶或藥方的攝入，較許多狀況下節省一半時間，這是因為袋鼠式護理的姿勢可以減少肌肉對食物的抵抗力。

假使你的寶寶被准使用奶頭（吸吮），你可以要求在餵食之前一到兩小時內開始進行袋鼠式護理，這可以讓你的早產兒得到充分休息，好培養力氣做好吸吮工作（有關於袋鼠式護理期間給予哺乳的討論請見第十一節），但是你要記住，許多小寶寶由於在袋鼠式護理期間睡得太熟，以致於到了餵食的時候很難叫醒他，如果有這情形，那就表示你的寶寶正在跟你說，袋鼠式護理的時間應該稍微延長一點，至少到他醒過來的那時候為止。

假如你的早產兒「必須」在指定時間餵食，那麼你可以要求試用下列兩種方法來叫醒他：

1.將他自你的胸口微微舉起，讓一點氣流從你的胸前和他的身體間通過，冷空氣立刻可以喚醒小寶寶。

2.將他的頭擺在你的一隻手上，然後用另一隻手托住他的背，如此一來你便可以看到他的臉，跟著將他輕輕抬起再放低，直到他開始要打開眼睛時為止，而後輕輕呼喚他的名字，到他完全張開眼睛。

在袋鼠式護理進行期間，要讓小寶寶從他喜愛的沈睡中醒來，有時候得花上五分鐘或更多時間反覆嘗試才行。

如果你沒辦法安排大約在餵食時間左右抵達，那麼記住，不管你什麼時候到那兒，袋鼠式護理對你和你的孩子都是有好處的。

這天計劃要做的醫療措施

假如你曉得你的寶寶排定了要拍攝X光，或是將要接受一次眼部檢查，那麼在診療結束之後，立刻便開始袋鼠式護理，通常都會很有用，又或者假定你知道自己的寶寶需要裝一支

IVs 管，而特別護理單位人員對這個計劃看法樂觀，那麼你可以建議他們趁你抱著寶寶做袋鼠式護理時，讓護士安裝 IVs 管，因為在被打擾過後，袋鼠式護理可以幫忙安撫你的寶寶，使他能舒適地做個休息，請記住一點，理想上袋鼠式護理應該一次持續長達一小時較好，因此如果把活動時間硬擠進醫療措施之間，讓小寶寶為了診療必須被抱開，這可能會讓你跟寶寶感到沮喪失望。

在袋鼠式護理中，哪怕只抱上短短十分鐘，也可以得到好處，但因為早產兒對充足睡眠的需求如此殷切，最少讓他們維持袋鼠式護理姿勢一個小時比較好，不過這話並不是金科玉律，我不希望你認為假使沒辦法做一小時袋鼠式護理，那就乾脆都不要做了，做袋鼠式護理跟你去抱任何其他孩子一樣，都不是要被設定時間的干擾性活動，你只要在心裡記住這話，多做比少做好，就可以了。

小寶寶的每日週期

為早產嬰兒做啟發式護理的目的之一，就在幫他建立晝夜循環：在白天的時候更為清醒警覺，入夜之後則便入睡，這樣子不僅可以幫他逐漸適應你家裡的起居作息，也可以幫你在寶寶頭幾個月的生活裡，得到許多必要的睡眠。

根據我們的研究顯示，袋鼠式護理後這段時間，小寶寶一般都會睡得比活動前那段時間好，因此在入夜時做袋鼠式護理，可以幫助你的寶寶整夜裡有比較長時間的睡眠，透過反覆的體驗，可以幫他建立日夜循環的模式。

你可以指定你想在晚上七點到九點之間造訪初生兒特別護理單位，來抱你的寶寶，這樣子把看顧小孩跟工作時間表結合在一起，可以讓你的早產兒逐漸習慣在晚上多睡點。

要找時間來做袋鼠式護理，得依照你的時間表以及小孩的需要來決定，不管你選擇什麼時候來做袋鼠式護理，只要記住，你正在提供寶寶愛的照護，好幫他更迅速成功地脫離早產的陰影。

十、袋鼠式護理前、中、後注意事項

這一刻已然到來，你即將開始做袋鼠式護理了，本章將告訴你，在活動之前、期間和之後，你要做些什麼，還有可期待什麼。

做好準備

在要開始抱你的早產兒之前，你最好已做妥準備，在走進育嬰室前，一定要上好洗手間，你不會想讓自己的如廁需求打擾到小寶寶舒適的睡眠吧！同樣地，如果進行袋鼠式護理的時間大概接近用餐時間，你夠聰明的話，先吃過再去，大聲作響的胃或許吵不醒你的小孩，但是你至少得讓自己在活動期間舒服一點，除此之外，你還可以決定自己是不是要比原先預定的袋鼠式護理時間再多做點，如果你有這種念頭，那麼好好餵飽自己，你才能夠延長自己的活動時間。

另外，你一定要健康才行，如果你正有咳嗽的毛病，或是染患了風寒、流行性感冒、腸胃不適或發燒，將你的活動時間延後，直到完全康復為止，對於你所帶有的病菌，你的寶寶有天然免疫力，特別是在你親自哺乳的情況下更是如此，但初生兒特別護理單位裡的其他寶寶可就沒這個抵抗力，在他們這麼脆弱的時候，最好避免讓他們受到感染。

掌握醫院的環境

在你開始袋鼠式護理之前，下列條件務必達到。

室溫

大部份醫院的護士會將室溫保持在華氏七十度到七十五度之間，這個溫度剛剛好，但是如果你是住在溫暖的氣候地區，你們那兒的醫院可能會採用空調，在這樣的情況下，你可以要求考慮你和小寶寶所坐的位置，避免讓自己坐在空調設備通風口正下方，或是，基於同理別靠窗而坐，以免午後陽光會使這裡變熱。

研究顯示，就算初生兒特別護理單位的溫度是華氏五十度，在袋鼠式護理中的小寶寶仍夠暖和，那麼為什麼要強調這個問題?這是因為對你的寶寶來說，室內如果越溫暖，他便可以少消耗些能量。

在醫院送你的寶寶回家的時候，他的身體已有能力適應一般家庭華氏六十五度到六十八度的室溫，如果你將來打算在家裡施行袋鼠式護理，依舊要確定寶寶在四周圍的溫度下，能保持溫暖。

氣流方式

這一點在實際可能會比看起來稍微複雜一點。許多初生兒特別護理單位都擁有可調控的氣流方式和空氣供應，以便能將以空氣為媒介而生的細菌感染減至最低，所以當你到育嬰室探視時，站到自己早產兒的保育器或嬰兒床旁邊去，刻意感受判斷一下，是不是有空氣流過你身邊，因為做袋鼠式護理的時候，你不會希望自己的寶寶置身在流動的氣流中。

另外你還應該避免在突然或激烈的氣流變化中從事袋鼠式護理，譬如門戶突然打開時，猛然撲進來的一陣強勁冷風，抑或在非常溫暖的特別護理單位中，可能有風扇或是空調在運轉，你可以要求遠離這些流動空氣和噪音的來源，因為流動的氣流有可能會冷著了你跟你的寶寶。

合適的椅子

我過去常認為任何椅子都可以拿來做袋鼠式護理，但是在我做過研究，懂得了要考慮母親這一方的舒適後，我便改變了在這個議題上的看法，建議大家注意下列事項：

1.你應該使用躺椅，特別是在如果你打算要花上一小時或更久的時間跟自己寶寶在一起時。

2.在椅背和椅座上應該裝有良好的襯墊，如果他們提供的椅子沒有足夠襯墊或是較矮的背靠，別怕自己額外多帶一個枕頭。

3.椅子應該要有一點搖晃的可能性，扶手要寬。

4.椅子要寬，窄的椅子給人移動和重新調整姿勢的空間太小，除此之外，如果椅子寬大，在你抱著小寶寶時，照料你的寶寶的護士還可以挨著你再放一些小件的設備。

5.一個可以擱腳的地方也是絕對必備要件，在後懷孕期期間，你的兩腳應該得到支撐，而不是吊在半空中搖晃，長時間維持坐姿會減弱循環，並且促進了血液凝塊的形成，所以如果這張椅子未配備擱腿和腳的附件，你可以利用書本、電話簿、一個小矮凳，或是其他任何你找得到的東西，把你的腿抬高到椅子一半高的位置。

給母親的溫暖舒適衣著

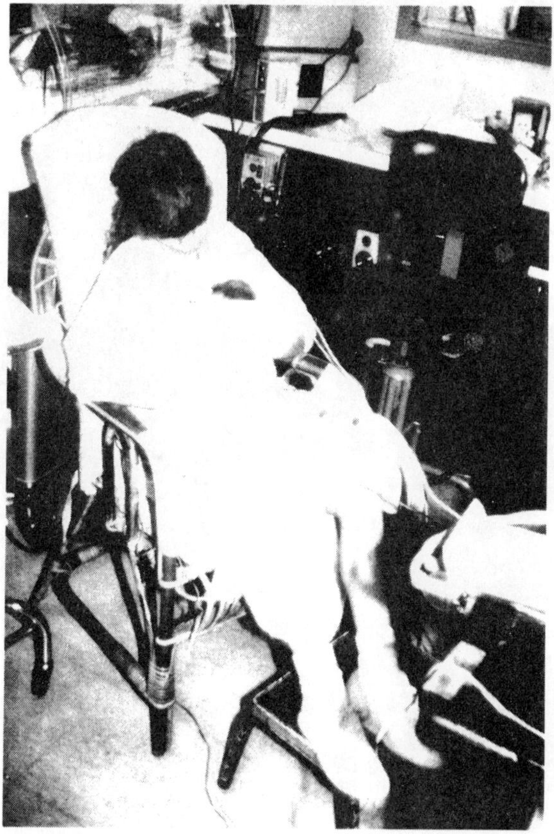

一張有腳踏的適當坐椅

計劃穿上寬鬆的長褲或是一條裙子，因為你還得脫掉罩衫和胸罩，改穿醫院的長袍，如果在做袋鼠式護理的時候，你的寶寶體重低於一千公克，我建議你隨身帶一件前開式的中等重量絲絨夾克（這樣子才可以容納得下所有必須裝設的監測器線路，護士會將這些線路由衣服上方穿入，好讓它們從下方伸出來。）在小寶寶躺進你懷裡後，你要拉開或關上拉鍊都可以。

依據我們的經

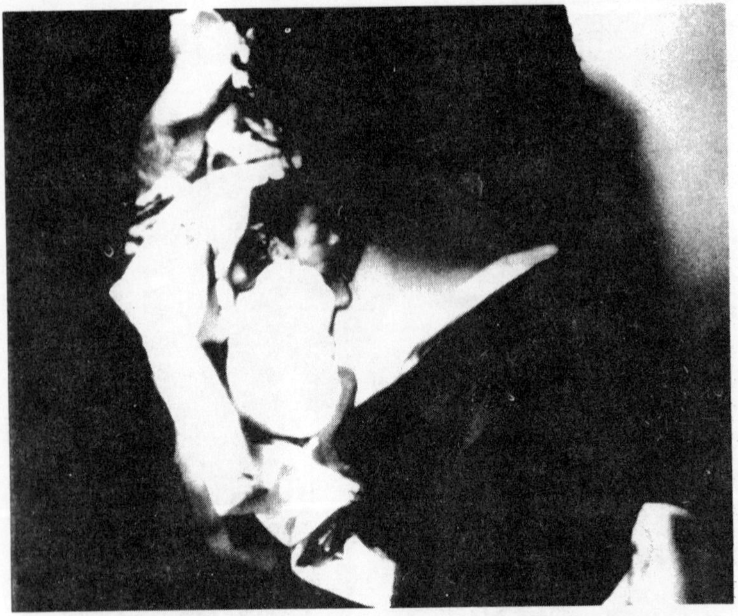

標準型早產兒尿布穿在一個體型極小的寶寶身上，可能過於巨大。

驗顯示，體重超過一千公克的小寶寶，在背上蓋了一條摺成四折的醫院用標準收訊毯後，就能充分保暖，在這種情況下，你可以拿標準醫院用長袍覆在寶寶背上，既可以遮蓋住你赤裸的胸脯，也可以更進一步讓小寶寶與外界隔離。

胸墊

一直在擠按自己乳房，為自然哺育自己早產兒預做準備的女士們（見第十一節），可能會有在袋鼠式護理時乳汁大量流出的經驗，所以要有備而來才是聰明，每次活動時，至少要帶上六條護墊。

寶寶的衣著

在任何環境裡，你都不可以讓小寶寶全身赤裸，首先他應該穿著尿布，以防他尿濕你的身子（濕氣會造成你的皮膚和他的皮膚發冷），尿布的尺寸和安放的位置得看你的小寶寶的體格大小來決定。

早產兒標準型尿布對非常小的寶寶來說，常常嫌太大，使用起來除了包住了平常該包的地方之外，還遮到了胸口，遮蓋範圍太多，會妨礙到你跟他的皮膚接觸，使你的體熱無法傳遞給他，從而妨礙他保持溫暖。

袋鼠式護理期間，對非常小型的寶寶來說，拿外科用面罩來充當尿布，常常十分管用，它可以吸收這些極小型寶寶排泄出來的少量尿液，並且讓他的皮膚適量曝露，好跟你的胸口接觸。

如果你打算幫你那體型較大寶寶穿上標準型早產兒尿布，一定要摺低一點，只扣到腹部，使你們皮膚得以互相接觸。

體重在一千五百公克以下的小寶寶，戴上軟帽穿上小鞋，做好額外保暖措施後，就可以展開袋鼠式護理了，但是不要用產房裡普遍可見的那種一端綁帶子的彈性棉織帽，儘管這種帽子價格不貴而且較易使用，可是卻不是很保暖，所以儘可能買一種柔軟有襯裡的羊毛帽，在一項研究調查中，發現這種帽子有很好的隔離作用，而且可以減低百分之十四點五的氧氣消耗。

嬰兒毯

有一種較新式的標準收訊毯正是你需要的東西，舊式毯子可能太薄，而且經反覆洗濯之後，可能也沒有足夠的羽毛給予寶寶適當的隔離，和保護他免受氣流侵襲，如果你是從家裡帶毯子來，每次使用完後，一定要清洗一遍。

我首先將毯子摺成四折，這麼做效果通常很好，但是，如果你已經將小寶寶的軟帽和鞋子脫掉，他看起來卻仍覺得溫暖，你可以將毯子打開一折和二折，在某些溫暖氣候地區，我曾把毯子整個拿開，讓母親只用醫院長袍蓋住自己那穿了尿布的寶寶，測量小寶寶的腹部或腋下溫度，是了解他的舒適程度的最好方法，如果有任何疑慮，可請護士爲小寶寶量一下體溫。

穩私的意識

當我們第一次針對袋鼠式護理展開研究調查工作時，我們便預料母親們因為活動進行期間一直得袒露著胸口，可能會覺得不舒服，所以如果這是你第一次做袋鼠式護理，你可以要求使用屏風，要將小寶寶和他的裝置組織安頓好，確實要花上幾分鐘時間，而一道屏風可以擋去任何不想要有的曝露或難為情。

不過，到了第三次做這活動時，很多母親就比較不覺得尷尬了，一般來說，一等到母親們逐漸習慣這項措施後，儘管對某些人來說，知道萬一有需要就可以取得屏風，仍可以讓他們感到安心，可是他們並未使用屏風了。

就妥正確姿勢

替小寶寶安排護理姿勢得看他們的成熟度和健康狀態而定。

極小或病弱嬰兒

無神、乏力又虛弱的小寶寶在袋鼠式護理期間，可能沒辦法膨脹擴張他們的胸部，要早產兒維持頭部直立的姿勢並不容易，而且在這樣的情況下，他們可能也有呼吸上的困難，這狀況就叫障礙性呼吸暫停。

假使你的早產兒尚不滿三十二週大，而且體重不到一千五百公克，或是非常虛弱，那麼

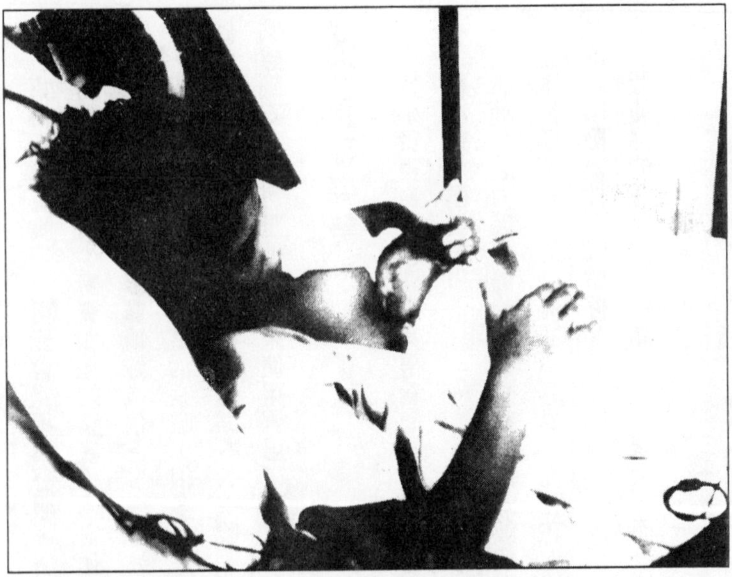

由於寶寶身體非常虛弱，這位母親採取斜靠的姿勢。

你必須以一種較為傾斜的姿勢（而非直立的方式）來抱他，護士會幫你彎曲她的身體，讓她的頭枕在你的胸口任一側上，萬一你的寶寶在睡著後，頭部朝下滑動，替她重新調好位置，扶正她的頭以確保她的氣管開啟暢通，在餵食之後的前半個小時內要嚴密監視他的狀況，以防出現食道胃間倒流（見下文）。

你可能還想拿一些已經加暖過的毯子來給寶寶使用，在還沒包裹你的寶寶之前，先拿一條放在你胸口上幾分鐘，然後在袋鼠式護理開頭三到五分鐘裡，讓毯子保持原樣，這麼做可以確保讓你的皮膚溫度相當暖和，之後再拿第二條毯子蓋住小寶寶的背。嬰兒改睡到你胸前時，可能會出現短暫的體溫下降現象，一般咸信上述方法能幫助非常幼小的嬰兒克服這個現象。

替使用換氣裝置的寶寶安排護理位置

想把使用換氣裝置的小寶寶放在護理的適當位置上，需要多做一點準備工作和深思熟慮，那是因為你將要處理許多的裝備，首先，請那兩位護士支援你、幫你把寶寶轉換成袋鼠式護理的狀態，其中一位負責讓所有的設備和管線維持井然有序，並且托穩你的寶寶的頭，在這同時，另一位則實際負責將寶寶舉起來和安排位置的工作。

在觸碰你的寶寶之前，要確定你和護士們已經準備好袋鼠式護理需要的身體裝備，所坐的椅子應該離所有的監測和診療裝置夠近，這樣子一來像是換氣裝置管子、相配的線路，以及 IVs 管等等就不必拉長或延伸了。

當你站在孩子床邊或坐在椅子上時，找護士來一起決定，是不是要讓寶寶改換位置到你臂彎上了，在接過你的寶寶之前，你自己要先挪到正確的位置上，而後在移位過程中，當「管寶寶」的護士拿起加暖過的毯子或尿布覆蓋住小寶寶，並包住他的手臂和腿以防止他踢打翻滾時（這動作會讓裝備鬆動），另一位「管裝備」的護士便接著將所有管線沿著小寶寶身體一側整頓排列妥當，然後一等小寶寶就妥正確位置，她便把布拿開，在他身上蓋上包裹用毯，好讓你們可以偎靠在一起。

如果你的早產兒喉嚨裡插有管子，銜接著換氣裝置或是呼吸輔助器，那麼他的頭「必須」朝左側或右側側睡，這樣子換氣裝置的管子和設施才能擱在你的肩膀上，事實上特別護理單位的護士可能就直接以膠帶把管線固定在你肩膀上了，而處在這樣的狀態下，絕不可太過度轉動寶寶的頭這一點很重要，因為這麼一來會鬆動了呼吸管，所以，如果你的寶寶身上帶著換氣管，半曲身的姿勢可能就是他最舒適的躺臥方式了。

餵食後的姿勢安排

假如袋鼠式護理正好是在用餐之後開始，最好採輕微傾斜的坐姿（呈六十度角），好讓你的寶寶剛吃過的食物，在最初的三十到四十五分鐘中能在胃裡保持下流，這之後你可以再傾斜一點，並且採取任何你想做的姿勢都行，在這回我們不曾考證證實出在袋鼠式護理期間，有任何小寶寶出現無法維持乳汁沈澱的麻煩，除非他們有食道胃間倒流的毛病。

有食道與胃間倒流現象的嬰兒的姿勢安排

這個新奇的術語指的是什麼？其原文為「Gastroesophageal. Reflux」，Gastro 指

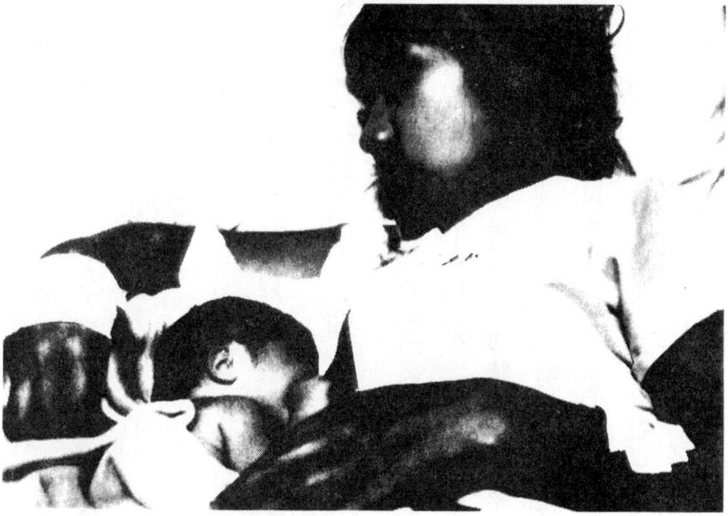
採側躺姿勢進行的嬰兒授乳

的是胃，esophageal 則指食道，後者是將食物由嘴巴運往胃部的管道，至於 Reflux 一字，是指食物不按原該走的路線下行至胃部，卻反而倒流回食道，有時甚至流回嘴部，一個有食道與胃間倒流現象的小寶寶，便有被自己吃進的食物噎著的危險。

凡胃部和食道肌肉活動能力尚未成熟的極小型早產兒，通常在餵食後的四十五分鐘內便會出現倒流現象，因此如果你的寶寶有這個毛病，在餵食過後的至少四十五分鐘內，你要維持比較直立的姿勢便很重要了。

在你的袋鼠式護理活動期間，如果你打算要給你那有食道胃間倒流困擾的寶寶餵食，那麼在孩子受乳時，讓他以側躺姿勢睡在你懷裡，等到餵食結束後，再讓他以立姿靠在你胸前。

採取立姿時，注意讓你那有倒流麻煩的寶寶下巴保持微微上抬，就好像他對什麼事嗤之以鼻的樣子，藉由這種保持食道垂直的姿勢，我們相信應可減少倒流的可能性。

較大體型的嬰兒

隨著你的寶寶日漸發育成熟，你也可以抱著他越坐越直，他會適應新的姿勢，而到了第三十四週，你便幾乎可以完全垂直坐著了，至於小寶寶的情況也相當好。

袋鼠式護理期間可期待什麼

露易絲和艾倫的寶寶喬丹誕生時懷孕期為三十週，現在有三十五週大，在經歷過呼吸上的不適和一次嚴重的感染之後，目前健康狀況相當良好，他已經遷到開放式嬰兒床，並且能夠利用奶瓶吃奶，另外，他的體重增加情形穩定規律，對呼吸也有良好的控制能力。

那天早上在例行巡視時，喬丹經檢定成為袋鼠式護理的合適人選，但是他的護士告訴我，如果能請到他母親來，就算我們好運氣了，露易絲家裡有三個年幼的孩子，幼兒護理這事對她來說是個麻煩，而且一直以來她也沒辦法常來探親喬丹，她住的地方距離醫院有四十哩遠，平常都是由她的先生開車，但就算她自己開車來，我們的研究需要二到三小時，她也不可能就這樣子把三個學齡前的小孩丟在候診室裡沒人看管。

當我打電話給露易絲，提供她加入我的袋鼠式護理研究的機會時，她問我這是不是一種特別診療。

「我們現在正在做一項研究調查，」我回答她：「並不是每個小寶寶都有資格參加，喬丹現在的健康狀況這麼好，我們認為肌膚相親的接觸對他會有好處，如果你能到這裡來看他，可能可以幫你做好帶你兒子回家的準備。」

她承諾那天傍晚六點會過來，到時候她先生可以開車送她，並且在她為喬丹做袋鼠式護理時，陪著他們的其他三個小孩，但是，等她到了，填完表格並且簽下加入這項研究的同意書時，我注意到她的手既冷又濕黏，我推測到她很緊張。

等露易絲填好了必要文件，我把資料翻了頁，坐在她的旁邊，並且問她：「對我們將要做的事情你擔心嗎？」

露易絲看著我說：「你是知道的，我從來不曾抱過我的寶寶。」

「那麼，跟在你就要有機會了，」我再向她保證：「我們會一直陪著你，如果你覺得不舒服，或者你覺得喬丹不舒服，再不然是你必須走了，你只要告訴我們一聲，我們就把他放回他的嬰兒床。」

我護送著露易絲走進初生兒特別護理單位，等她坐進椅子，我們在她四周拉起一道屏風，並且開始做袋鼠式護理的準備工作，我們用膠帶在她左胸上固定黏好一隻溫度探針（這是一種圓盤，貼放在皮膚上測量皮膚溫度），大約在乳頭上方三吋的地方，我們替她把我們給她的那件絲絨罩衫上的拉鍊拉下，略微打開但不曝露她的乳頭，等我們伸手探到喬丹，我們確定了給他裝上的那些用來測量他的心臟、呼吸和體溫型態（為了我們的研究用）的管線，全部都順著他的腳往下延伸了，然後我們便將小孩舉起，把他放在露易絲胸前。

跟許多母親一樣，露易絲沒有自動伸出手來，於是在我為她拉上罩衫的拉鍊時，我要求她抱住喬丹，在我逐漸有做袋鼠式護理的嬰兒一樣，已開始有調適的特徵反應出現了，起初，他抬起頭，向後退略微離開了母親的胸口，他微微地把頭從一側向另一側移動，最後他決定要靠在右胸上，他好像把這兒當枕頭似的，接著他把臉轉向左側，然後便將大部份的腦瓜全倚在他選定的乳房上了（比較小的嬰兒體型還太小，他們會停留在乳房之間）。

露易絲咧開嘴笑了，她說：「你知道嗎，我想他曉得我是他媽媽。」

「你這話可能沒錯，」我贊同她道：「你有的心跳聲跟他在子宮裡聽到的一樣，還有相同的呼吸韻律、相同的嗓音，他怎麼會認不出你？」

過了一會兒，她嚷道：「你看！他在動他的手指頭，我可以感覺到他在動他的手指和腳趾。」

「對啊，」我回答：「通常小寶寶們在放鬆時，都會伸動手腳，而且會用鼻子努力往你柔軟的身上磨蹭，但是這情形不會持續太久，他很快就會安靜入睡，你等著瞧。」

正如我所預料，喬丹的眼皮眨呀眨的，在三分鐘內他便停止磨蹭鼻子和轉動他的頭了，然後他的手指和腳趾安定下來，不知不覺地便睡著了。

喬丹維持這種比較平靜的狀況達兩個半小時之久，在這段時間裡，露易絲沒跟我們說話，她只是看著她的寶寶，然後閉起眼睛，不過她每隔幾分鐘就會張開眼睛，重新確定一下寶寶還在那兒。

終於她說：「你知道，我可以感覺到他的呼吸，我知道他能呼吸，因為我感覺得到。」她自己也有明顯的放鬆。

大約在袋鼠式護理活動結束前半小時，有些令人吃驚的事情發生，喬丹突然間醒了過來，然後大哭了約三秒鐘，接著便回過頭來繼續睡覺。

這事教我感到困惑，喬丹在我的研究對象中，是第一個在袋鼠式護理期間哭泣的寶寶，他的哭聲宏亮、突然而又不慌不忙，並且時間極短，就在哭聲剛起時，他很快又自然停止了，這似乎跟飢餓、痛苦或不耐煩等一般嬰兒哭泣原因不相干，說得更恰當點，他看起來似乎是種漫無目的的哭泣，最起碼是一種教我感到困窘的哭泣，尤其因為曉得露易絲對抱自己的小孩有點不安，更是教我擔心，我不希望她相信是因為她的擁抱的某些不明原因，導致她的兒子哭泣。

但是就在我絞盡腦汁滿心掛慮的時候，露易絲眼中帶淚地轉向我，並且說：「你不曉得我等著要聽自己寶寶的哭聲有多久了。」然後她開始流淚並親吻她的寶寶。

露易絲把喬丹的哭泣當作是一個里程碑、是種溝通的源頭、是一般人眼中正常寶寶的行為，而這種行為所需要的力量在這一刻之前喬丹並不能擁有，對露易絲來說，那哭聲意味著：「我的寶寶就要辦到了。」

在我們將喬丹送回他的嬰兒床準備接受餵食時，露易絲只跟我說了一句話：「謝謝你。」，這短短幾個字含義萬千。經過這次有正面作用的體驗之後，這對母子後來順利發展出愛與溫暖的親子關係。

讓你的寶寶保持彎曲的姿勢

胎兒的姿勢（即手臂和腿彎曲，蜷縮進身體下方）對你的新生兒來說，就是最舒服的姿勢，因為這跟他在子宮裡的姿勢很相近，你的小寶寶在開始接受袋鼠式護理時，多半會採取這種自然的姿勢，不過當你在椅子裡來回搖動，並且他也放鬆之後，他可能會伸出一隻胳臂或一條腿來，碰到他有這樣無意識的動作時，你只要將他伸出來的手腳再塞回他的身體下方就行了。

請記住當小寶寶陷入沈睡時，替他重新調整姿勢並不會吵醒他，到最後，你會採用一種扶持的方式摟住他，好讓他能依偎蜷縮進你的懷裡。

幫你的寶寶調節體溫

在袋鼠式護理活動期間，你的寶寶可能會把一隻手或腳從毯子或罩衫裡伸出來，這些舉動通常都是有用意的，小寶寶藉由這麼做讓他的一隻手或腳冷卻下來，以免身體變得過熱，

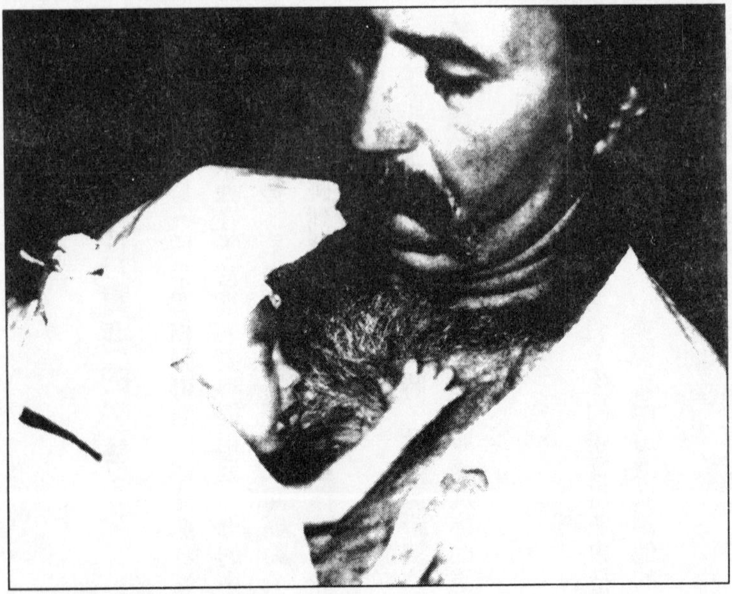

這個小孩將一隻胳臂伸出毯子外，好讓自己的身體散熱（調溫行為）。

所以當你見到這樣的舉動時，注意一下他是不是正扭動著身體並且出汗了（通常一開始是在額頭部位），如果沒有的話，你只消把他的手或腳放回你的罩衫或毯子下就行了。

但如果你的寶寶有流汗現象，這便明顯表示他可能是太熱了，在這時候，讓他的手腳留在外面，並且去請護士來為他測量腹部或腋下溫度，假使溫度高達三十七點四度（華氏九十九點四度），那便替他摘去帽子，並請護士在十五分鐘內為他重新計量溫度，如果做過這些之後，他仍然是熱，你就脫去他的鞋子。

你該注意些什麼

袋鼠式護理活動期間，你同時也該對自己的身體反應警戒留心。

臀部疲乏

根據我的經驗，大部份父母親最多只能坐上一個半小時到三小時，就會出現臀部疲乏的現象，儘管因為小寶寶值得你為他加長時間，護理活動以一小時為理想長度，但是僅只三十分鐘的袋鼠式護理，也能給寶寶帶來好處，不要因為你能忍受的活動時間比較短，就因此感到罪惡。

腿部

如果你現在是在產後頭六個星期期間，那麼每坐六十到九十分鐘，你應該站起來二到三分鐘，以防止腿部產生血液凝塊，你可以在監測器線路長度允許的範圍內走動一下，只要你站著的時候抱住小孩就行了，另外在你坐著的時候，記住要抬高兩條腿。

睡眠

許多父母親會懷抱著自己的寶寶睡覺，這樣好極了！當你的寶寶住在早產兒育嬰室時，你應該把握住任何可能的機會休息，利用這個暫緩活動的平靜時刻，以無拘無束的心情享受一下，你可以放一百個心，就算在你抱著小寶寶睡著的時候，護士們仍然會注意你的寶寶。

如果無法入睡，你可以戴著隨身聽耳機，聽點音樂或錄音帶，對你也會有幫助，特別在你打算要做二或三小時的護理活動時，這方法更是有用。

水份

育嬰室裡很熱，在袋鼠式護理活動開始之前和活動期間，如果拿得到水，你應該充分喝水，特別在你親自哺乳時，更要補充。

雙胞胎袋鼠式護理

如果你決定要為自己的雙胞胎做袋鼠式護理，你一定要公平對待他們，否則你可能會跟其中一個寶寶比較親近，而對另外一個比較疏遠！假使你要在同一次護理活動中，兩個寶寶都照顧到，我通常會建議你每個小孩抱一個半小時，以減少你的疲勞，你也可以兩個小孩一起抱（一邊抱一個），不過你最好要躺下來才能應付得了，另外你可以跟孩子的父親分工合作，一人抱一個（見十二、「專門寫給為人父者的話」），但在活動期間或連續幾天裡，你

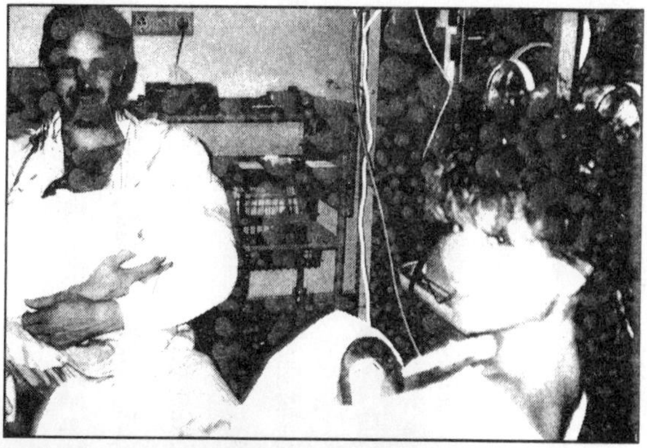

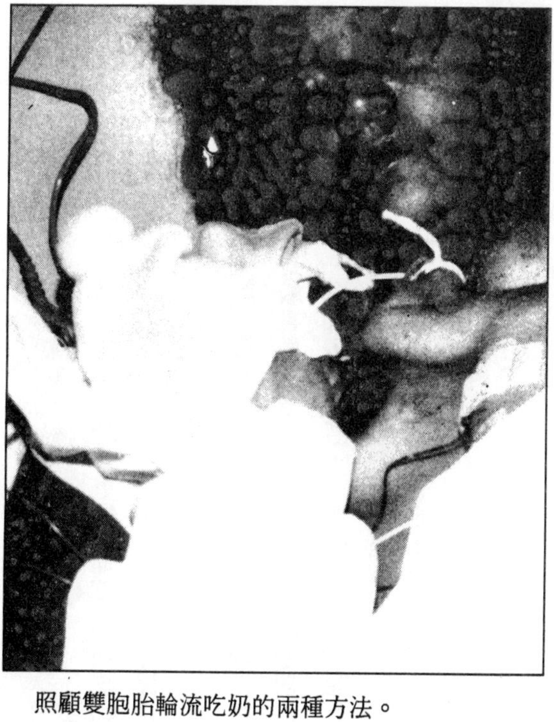

照顧雙胞胎輪流吃奶的兩種方法。

們務必要輪換抱小孩，好讓每個寶寶都有機會貼近母親的心跳聲。

有位住在哥倫比亞的母親便曾抱著自己的雙胞胎，做了六個小時袋鼠式護理，一個吃奶的時候，另一個就保持袋鼠式護理的姿勢，這位母親僅只要求過護士幫忙她重新調整寶寶姿勢以便餵食而已。

母親們常會告訴我，她們在做袋鼠式護理時，馬上就可以發現自己的孿生子的明顯性格特徵，其中一個寶寶可能比較喜歡右乳房，而另一個比較喜歡左邊，又或者一個可能是個觀察家，另一個是睡蟲，一個是活潑好動依偎著你，另一個卻多愁善感，一個是含著乳頭狼吞虎嚥，另一個則是細緻的美食家，有時候母親們又會說自己的孿生子看起來是如何如何的酷似，袋鼠式護理在她們認同歸屬和區別差異的過程中，變成不可或缺的一部份了。

袋鼠式護理結束後會有哪些狀況

當活動趨近結束，你要將小寶寶留在初生兒特別護理單位時，他可能在熟睡中，甚或餓了。假使他睡得很沈，那麼在從你胸前轉換到保育器或嬰兒床的過程中，他可能還是繼續睡他的覺，包括你站了起來、他被放進自己慣睡的床上，還有有人幫他穿上足夠的衣服或尿布，並且替他理好床舖，這所有事情他全都一無所知。

而有的時候，在做這所有事情時，小寶寶是醒著的。萬一你的孩子被吵醒了，你就得儘可能多待一點時間，用你安慰的話語和撫摸，讓轉換過程顯得溫和柔緩些。

有些寶寶被抱離自己母親溫暖舒適的懷抱，臉上會露出不開心的表情，脾氣也變得稍微焦躁、煩亂或易怒，但是別讓這情形阻礙你進行袋鼠式護理，小寶寶短暫的不悅是完全可以理解的，畢竟，如果是你被從一個溫暖舒適而又熟悉的環境帶開，然後又被趕進一個喧鬧、光線刺眼、教人慌亂的特別護理單位，你也要抗議的，不是嗎？事實上，這情境讓我想起大約三十年前小兒護理的情形。

「聽話的小孩」

以前（依我新近的記憶，確有其事），住院治療的小孩是嚴格限制他們父母探視的，有的時候醫療人員會准許探視，但探訪時間極少，每天只有五或十五分鐘，在短暫的探訪過後，小孩變得煩亂起來，他們會哭泣、拒絕進食、暴躁易怒，甚至還垂頭喪氣，而支持這種短暫探親的理論認為，當父母不在身邊時，小孩子看起來「情況比較好」，也就是看起來安靜、聽話而毫無所求。

而後有位精神病理護士嚴密審視了這個狀況，她說：「你們可知道，這些孩子並不是安靜聽話，他們是沮喪！」她展開一項研究，想確定一下，如果讓孩子的母親依自己的意願，想待多久便待多久，那麼小孩子的反應會如何，這之後她針對諸如進食、使用抗生素日數、體重增加狀況、併發症的次數和劇烈度，以及行為方面問題（尿床、跟其他小孩或保健人員缺乏合作能力、拒絕參加醫療措施）。

經過審慎的研究之後，研究人員發現，孩子住院期間，如有母親陪在身邊，小娃娃進食情況較好，而且出現退化行為的次數較少，時間也較短。

由於最初的這項研究，再加上後來的許多次後續研究，從此改變了美國的小兒護理，現在，做母親的可以整夜陪著自己住院的孩子，而父親和兄弟們則想到小兒科和產婦病房探視幾次都行。

在醫療實行方面的研究和改變，為日後的袋鼠式護理開啟了先機，並只是小寶寶在母親離去時情緒會變得煩躁，光不就表示母親們不該抱自己的寶寶！想到小寶寶們可以從袋鼠式護理得到的許多好處，轉換時的不開心也就十分值得了。

我有個夢想希望能在幾年內實現，到時候在初生兒特別護理單位裡，能緊臨著保育器或嬰兒床為母親裝設床位，使母親們可以陪自己的寶寶住在醫院裡，如此一來，看護人員就可以趁早產兒睡在母親懷裡的時候，進行一切具干擾性的醫療措施，而假使母親不能來，做父親的也可以參加。

你自己的反應

儘管在我自己的研究裡，從不曾看過下述反應，但任教於加州大學洛杉磯醫療中心的家庭保健育嬰教授，黛安•阿豐索博士曾經看過幾位女士，在有機會為自己的寶寶做袋鼠式護理時，就變得哭哭啼啼，腦裡又浮現與早產有關的念頭，她們可能跟生產時一樣又感到悲傷，然後又要問自己：「我到底哪裡做錯了？」「為什麼要是這個寶寶？」「我那時候有可能避免早產嗎？」

這個反應可能是產後憂鬱症引起的（這種憂鬱症是跟隨分娩而來，會使人的正常情緒產生動搖，並且使荷爾蒙出現變化），有這樣的想法很平常，你可能需要某個人來幫你理清你的感情，例如，你對自己寶寶說不定會死亡或可能殘疾的恐懼、你對於自己沒有懷孕足月和不能有一個「桂格」寶寶的感覺、你對於責任的感受等等，你可能覺得強烈需要跟人談一談你的情緒，需要跟有同樣創傷經驗的其他父母親互相交換感受。

現在，許多醫院裡都設有由護士或社工人員組成的輔導團體，提供有寶寶在初生兒特別護理單位裡的父母親協助，像這樣的團體會對你有很大的幫助，去找一個吧！另外，如果你想哭，就放任自己哭一回，你曾經經歷過一場嚴酷的考驗，哭一哭或許可以洗滌一下你的心靈，有益健康，等你有機會在一個安全又有鼓勵性的環境裡，公開說出自己的感受之後，你甚至會覺得自己跟寶寶之間有了更強的感情連繫。

十一、袋鼠式護理期間的哺乳嘗試

納塔莉在她的早產兒降臨人世時，日子過得相當難過，她的寶寶的後懷孕期才只有三十四星期，這次出乎預料的生產所帶來的創傷，和連帶而來的產後沮喪情緒，再加上她那兩個學齡前幼兒的種種需索，讓她陷入一種脫序又絕望的狀態中，無力擔負處理自己的責任，而且每次她來到華盛頓里奇蘭市的卡德里克醫療中心，要去初生兒特別護理單位探視她的寶寶邁可時，她看起來既挫折又煩躁。

有一天她到醫院來時，我的研究夥伴瓊•史溫茲迎上前去，問她是不是願意參加我們為期五天的袋鼠式護理研究，納塔莉同意了，而後在瓊第一次把邁可放在他母親胸前時，她聽到納塔莉輕聲說：「媽咪非常需要這個。」打這時開始，納塔莉逐漸自我調整，並且慢慢能處理早產這個問題。

在經過大約一小時的袋鼠式護理之後，瓊教納塔莉怎麼讓邁可向下挪近她的乳頭，以及怎麼餵奶，儘管在做授乳的預先準備工作時，納塔莉一直都在按壓自己的乳房，但對這對母子來說，這可是有始以來頭一遭，邁可喜歡媽媽的乳房，就好像魚喜歡水一樣，事實上，由於他在我們的袋鼠式護理和哺乳養生方面表現非常好，結果研究甚至還不滿五天，他便出院回家了。

為什麼母乳最好

在誕生後頭一年，對所有小寶寶來說，最佳的營養來源就是母乳，而之所以如此，有許多原因列述於下：

- 它可以供應最容易消化和最適用的乳汁，改善發育情形。
- 它含有我們還不知道該如何調製的抗體。
- 它含有像「taurine」這種有助神經成長的物質（儘管現在已逐漸有人將這些物質以人工方式加入藥方裡）。
- 哺乳時出現的帶有韻律的吸吮動作，可以幫助調節心臟和呼吸方式，從而增進血液氧化情形。

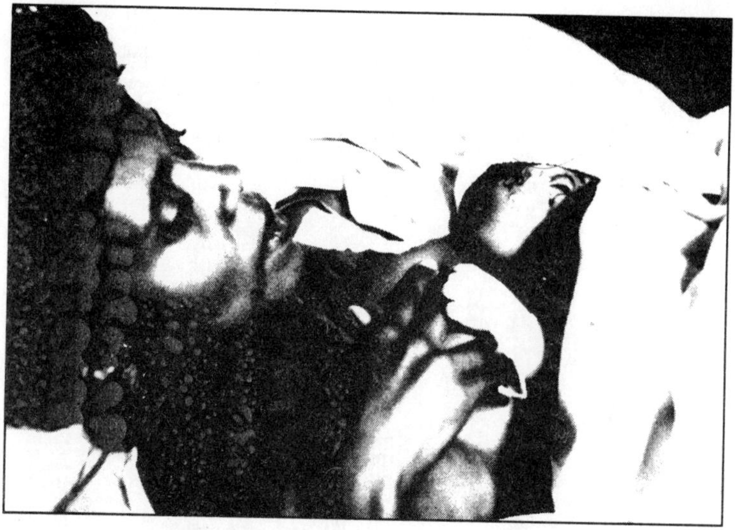

在袋鼠式護理期間採母乳哺育的一位母親斜躺的姿勢。

母乳更為符合個別需要

我們注意到一則有趣的現象，生下早產兒的女士所分泌的母乳，跟足月生產的女士的乳汁並不相同，兩相比較下，不足月的母乳含有較高成份的蛋白質、鈉和鈣，這對胎兒來說特別重要，因為直到懷孕期最後四個星期為止，他都在製造骨骼與肌肉（最後一個月裡，他會增加脂肪。），所以你若親自哺育你的早產兒，可以幫助他在礦物化（如骨骼的密度、重量和長度，以及鈣存量等）。和肌肉發育兩方面，趕上一般嬰兒。

正如你所見，你的乳汁非常符合你的早產兒的需要！不過如果你親自哺育小孩，別驚訝為什麼偶而他還是要吃點藥，因為根據他的狀況來看，他可能還需要補充鈣和礦物質。

以母乳哺育早產兒

雖然母乳哺育提供許多好處，但很可惜這麼做的女士不多，特別是早產兒的母親更少，在美國地區，親自哺育的早產兒母親還不到百分之十（一般人口中大約有百分之三十三的母親親自哺乳）。

而這現象令人遺憾，但是可以理解之所以如此，是因為哺育早產兒並不容易，事實上，基於下列各項原因，大多數早產兒一開始都有段時間難以哺乳：

1. 吸吮乏力

早產兒的吸吮動作常常太過缺乏力氣，以致於不能夠充分補充營養，她可能因為無法充分吸吮使胸部中空，而使得自行吸出奶汁所需的時間，要比直接用大奶嘴將奶倒進他嘴裡來得更長。

2. 有待協調的吸吮和吞嚥動作

不滿三十四週的早產兒在吸吮吞嚥的反射動作上，比較缺乏效率，因此更進一步便限制了他吮乳的能力。

3.沒有經驗

早產兒可能會來回舔弄奶頭，雖然把它含進嘴裡了，但卻沒有真正抓住它，他必須學會該怎麼去使用奶頭，當然足月的小孩也可能要人教他，但是通常做母親的可以花上兩、三天來教孩子吃奶，並不會有任何了不得的後果，反過來，早產兒可就沒有這樣的餘地了，他必須每天獲得卡路里才行。

4.尺寸

早產兒的嘴巴這麼小，可能連母親的乳頭都沒辦法完全塞得進去，或許與其讓他沒效率地含住奶頭，還不如直接按壓乳頭與乳房交接處下方的貯藏處（即網眼空隙），讓奶汁注射到他嘴裡去。

5.奶頭的混淆

在早產兒尚不能藉由母奶攝取所需全部營養之前，還得用奶瓶裝著擠好的母奶，或者是藥劑，來為他的食物吸收量作補充，而在使用奶瓶的時候，就算他的吸吮能力薄弱，也能感受到一股母奶流入，這跟面對乳房時的感覺相當不同。

由於上述這些困難，常常使得母親們沒有勇氣嘗試哺育自己的早產兒，你得要記住，跟一般足月嬰兒比起來，要為早產兒建立哺乳的例行程序，需要花更長的時間，儘管在你這方面需要許多耐心和毅力，但這並不表示你絕對辦不到，在得到鼓勵、支持，還有許多實際的體會之後，你一定能親自哺育你的早產兒，並且藉此鞏固你們的關係，同時也給了他的生活一個寶貴又健康的開始。

有援救作用的袋鼠式護理

但凡參加袋鼠式護理的母親，在親自哺乳方面都做得較為成功，有幾項研究發現，跟沒有做過袋鼠式護理的母親們比起來，有百分之二十五到五十幾的袋鼠式護理母親，在出院後親自哺育自己的早產兒，而由於她們會分泌出較多的乳汁，所以在出院過了六週之後（通常是在婦女重新加入工作行列的時候），袋鼠式護理母親便可以幾乎不用任何補充品，獨力哺育小孩。

為什麼袋鼠式護理能助長哺育母乳？我相信這跟下列因素有關：

1. 接近乳房

袋鼠式護理讓你的寶寶變成了一個「草食動物」，小娃兒可以自己決定什麼時候要吃東西，他一次只攝取一點點，等消化完後，再回頭來吃第二次、第三次，反而比較不常每隔三個小時才吃一次，並把所有的食物量一次吃完。

2.待用的營養來源

你的寶寶不必哭著或是等著要人來餵，由於他已經挨近乳房，他的飢餓便容易解決。

3.你的寶寶受到了母乳氣味的刺激

由於偎靠在你赤裸的胸膛上時，新生兒可以聞得到母奶的氣味，所以他可能會開始在你皮膚上四下探索，並想著：「我聞到這味道了，它在哪裡啊？」假使有這情形，你可以讓他挪向你的奶頭，以便可以啣住奶頭吸吮。

4.精神上有所改善：

做袋鼠式護理的時候，有的寶寶睡得很安穩，所以等他醒來時，會變得比較機靈，進食時也就更為有力。

5.餵食次數較多

隨著哺乳經驗越來越多，一種良性循環於焉形成：你的寶寶學會如何協調呼吸、吸吮和吞嚥的動作，也因此進食時更有效率。

6.乳汁外溢：

當你抱起自己的寶寶時，你會變得較為放鬆，原本對於早產及其結果感到焦慮不安，現在都煙消雲散了，許多女士因此在開始袋鼠式護理之後，便立刻出現乳汁外溢的現象。

袋鼠式護理期間親自哺乳的好處

我們發現，在跟自己的母親肌膚相親的時候，有些寶寶會較為生氣蓬勃，並且對吃奶產生興趣，事實上，大部份小寶寶在袋鼠式護理期間都會吃奶，於是這便提供了早期的使用奶頭經驗，有助於嬰兒吸吮和吞嚥能力的發展，同時或許還可以連帶加速從胃管餵食到奶頭餵食的轉變過程。

袋鼠式護理可能沒辦法讓所有的小寶寶的攝食活力都有所增進，譬如，像是不滿一千一百公克重（二磅七盎司）的小寶寶，他們就無法集結出攝食所需要的力量，因為這目標超出了他們的能力範圍，但是儘管你的寶寶在進食時的活動並未較為旺盛，他的攝食日期卻因而拉近了。

在袋鼠式護理期間，你的早產兒可以隨心所慾吮奶，這便叫做自我統制的吸吮活動，他可以吸奶大約一分鐘，接著便睡覺，就這樣子依循著吃飯後放鬆、再吃飯而後放鬆的模式過日子，儘管他一次進食量不大，但他會在有精力的時候，陸續不斷地攝取營養，你的寶寶的吸吮活動全在他自己掌握之下。

之所以會有這些好處，背後有幾項原因，由於袋鼠式護理提供了攝食而後放鬆的模式，所以一般咸信這個護理方法較諸那些大食量的餵食方法（這是種要不全吃完、要不就沒得吃的料理方式，每三個小時餵一次奶），更能維持血液中的葡萄糖指數，除此之外，這個方法還允許你的寶寶自行調節攝食時間，伊利諾州芝加哥西北大學醫學院的發育部門小兒科醫師，彼得・戈爾斯基博士便曾提出報告說，藉由自我調節吸吮活動，早產兒的進食時間會縮短、消化更好，較少反芻，而且體重增加得較快。

開始哺乳

你如何曉得自己的早產兒是不是餓了？小寶寶會給你暗示，首先，他必須是醒著的！他可能會做出吃東西的動作，甚或將腦袋瓜湊向你的奶頭，你也有可能發現他把頭左右擺動，

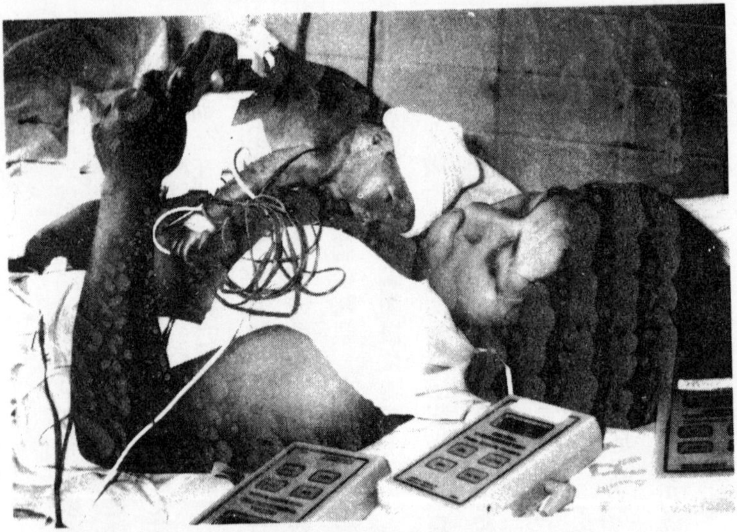

像這樣子咀嚼的動作是要告訴你，你的寶寶想要吃奶。

就好像他在說「不要」一樣，而在做袋鼠式護理的時候，他甚至還可能自己去找尋乳房，我就看過小寶寶為了找乳房，居然就在自己媽媽肚子上爬行起來了。

當你看到這些暗示時，先按壓一下你的乳房（從乳頭上施力），擠出幾滴乳汁，這樣子做一方面可以引發乳汁外流，軟化乳頭方便早產兒啣入嘴裡，另外，還可以提供少量的母乳先滿足一下嬰兒即刻需求，利用這個方法，他便不會拉扯你的奶頭，造成疼痛，也才不致於減低你餵奶的欲望。

如果這是你頭幾回嘗試親自哺乳，你心裡要明白，只要他有任何的吸吮動作出現，就已經算是有所回報了，通常在一開始，早產兒只是磨蹭著鼻子、舔舔奶頭和做皮膚上的接觸而已，並沒有真正進食，你要花工夫來擁抱你的寶寶，並為他調整姿勢，但不要因此而灰心喪志！

有的時候雖然你的寶寶可能已搆著了乳頭，但是他的頭卻仍然左右搖擺，你可以幫忙托穩他的頭，好讓他可以真正含住乳頭，一旦到了這階段，他就可以發展出一套有效的吸吮與呼吸的模式。

吸吮模式

雖然你那幼小的早產兒的吸吮吞嚥反射能力可能比較薄弱，但是你仍然可以在後懷孕期三十週時，提早展開哺乳的工作，到最後，他會抓到訣竅，一次便可以吸吮上好幾分鐘，只要你給餵食工作一個好的開始，這便可以幫你了解自己寶寶的吸吮模式。

在餵食的頭一分鐘裡，小寶寶一開始會做出一連串快速的吸吮動作，大約每秒鐘二次，雖然他沒有吸入太多母奶，但是藉著這種沒有營養吸收的吸吮動作，卻可以幫助他培養肌肉活動能力，為接下來極重要的有關營養的吸吮動作鋪路，這就跟運動選手在參加比賽前所做的「暖身運動」非常相像。

在快速吸吮之間，他偶而會暫停一下好喘口氣，這時候你別哄著他吃奶，讓他去呼吸。

到了餵食的第二分鐘時，你的早產兒將呼吸和吸吮兩種動作加以整合，他不需要再那麼頻繁地每秒鐘吸吮一次了，而且中間暫停的次數也較為減少，這就表示，你的乳汁正大量流出，而你的小寶寶在吃奶的時候，也同時在做著呼吸的活動。

到了餵食將近結束，寶寶的呼吸和吸吮活動可能逐漸會出現混亂的現象，他暫停的次數較為頻繁，吸吮的模式可能也失去了規律，這就表示他覺得疲倦了，別試著要再哄他吃奶，他現在就是在告訴你，他已經用完一餐了。

隨著時間和經驗的增加，你的乳汁在自己寶寶開始吸吮時，立刻便會外溢，從而助長了小寶寶的攝食，他花在吸吮上的時間較為減少，注意力全都集中在吞嚥和呼吸活動上了，只除了偶而還會迸出來一下吸吮動作，連帶也幫了你忙。

必須留意的現象

不管在什麼時候，只要你的寶寶出現了下列症狀：

- 梗塞窒息。

- 喘氣般的呼吸。
- 帶氧飽和度減至百分之八十五到八十八。
- 鼻音出現變動。

你就必須停止餵食，因為這些現象表示乳汁流量太強太快，小寶寶已經無法控制，所以會導致他出現呼吸困難的現象。

用你的手指頭壓下乳頭，或是將你的小指放進寶寶嘴裡，讓他放開乳頭，在重新開始餵食之前，給他十五到三十秒時間好重新組織自己，以及恢復平靜。

在你的寶寶吸吮的同時，你可能還會注意到，他的表現像是個草食動物或是大嘴梭魚、像是個美食家或是老饕，這些全都是一般性的攝食模式，只要你的寶寶對你表現出滿足的神情（安靜、不哭泣或煩躁，而且嘴裡也沒有吃東西的動作），就讓他用自己的方式進食罷。

調節液體和卡路里

如果初生兒特別護理單位的護士注意到，你的寶寶必須要調節一下液體和卡路里的攝取量，他們會要求你將乳汁擠出來（利用吸奶器），存進無菌容器中，而後他們會再由其中量取所需份量，放入懸掛在你兩乳間或肩膀上的乳汁輔助器（Lact-Aid，是種預先殺菌過的可拋棄式袋子），另外，再將一根柔軟的細管子，一頭連接在袋子上，另一頭則固定在乳頭旁邊，這樣子你的寶寶就可以同時吸吮乳頭和管子了。

利用乳汁輔助器可以確定你的寶寶是不是知道，當他吸吮的時候他的胃會脹滿，另外，藉著這個小裝置，可以保證小寶寶的營養需求得到滿足，而且也讓他懂得，在你刺激乳房分泌乳汁時，他該怎麼樣吸吮乳汁。

如果你的寶寶還不能吃奶，維持你的乳汁補充

由於早產的緣故，有可能你雖然渴望親自哺乳，但是你的寶寶卻還不用或不能吃奶，如此一來，在你的寶寶還不能享用的時候，確立並且保持乳汁的補充便顯得重要了。

每天務必要喝八杯開水或是不含咖啡因的飲料，並在你懷孕前的飲食項目裡，再多加六百卡路里，以取代產乳期間使用的鈣和礦物質，你一定要有均衡的飲食才行。

在你的寶寶誕生後，要立刻建立起一個規律的乳房按摩和吸取乳汁（擠壓）的日常程序，在抽奶和餵食前先做好乳房按摩很重要，這種有節奏性的撫摩可以幫助乳房導管通暢，使

乳汁分泌更為容易，你可以請護士為你示範正確的按摩技巧。

在擠奶或是使用電動吸奶器抽吸乳房時，有一點挺要緊的是，你必須確定兩側乳房均已徹底抽吸乾淨，每側乳房應該每隔二或三小時，抽吸十到十五分鐘，開始時設定在低度到標準強度之間，當你完成收取奶水的工作時，將手指放在乳頭上，小心中斷吸力，另外，吸奶的工作應只在白天清醒的時候進行，晚上的時間則用來補充最必要的睡眠！絕不要向別人借手工操作的乳房吸奶器或遮護用品，因為這些東西可能受細菌污染。

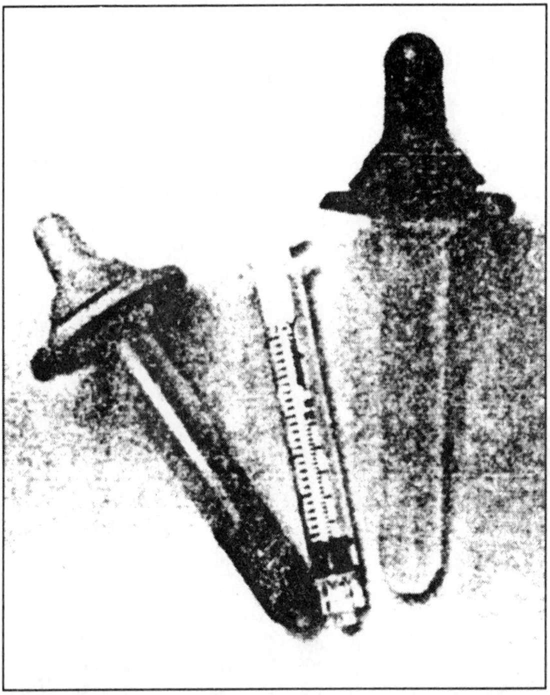
計量餵食容器

將奶水抽吸放入無菌的「計量餵食」（Volufeed）容器中，或是初生兒特別護理單位護士給你的塑膠袋裡，而後在容器上貼上標籤，註明姓名和日期，並立刻加以冷藏，以供二十四小時內使用，或是加以冷凍，可以貯存較長時間，儘管在理想上，你的寶寶會在二十四小時內使用這份奶水，但仍以小心為宜。

利用室內溫度使奶水緩慢重新溫熱，是種不明智的做法，如此一來會促進細菌的滋長，大部份育嬰室是利用呈室溫水槽來使貯存的奶水恢復適當溫度，藉由此法，奶水不僅可迅速重新加熱，同時因為不使奶水接觸高溫，也不致造成抗體的流失，而如果要避免抗體流失的話，就不要使用微波爐或是熱水水槽，不過，奶水當然是以新鮮的時候最好！

有一點是你們要預先注意的，那就是任何的吸奶器對乳房的刺激作用，都比不上一個小寶寶。事實上，你的奶水供應到頭來終會逐漸減少，此時除了做乳房按摩會有幫助之外，利用擠奶的時候，看看自己寶寶的照片，或是聽聽錄有寶寶聲音的錄音帶，同樣對刺激奶水分泌有效果，而最重要的一點是：不要為了自己奶水供應減少，而有罪惡感，奶水可以重新再製造，供應量稀少並不表示你就無法哺乳了，當你的寶寶依偎在懷裡時，你的身體就會對他的需要產生回應，而你能用手擠出多少份量的奶水，也並不能真確反映出你的寶寶能吸收多少奶水。

請求援助

哺育母乳並不是天賦本能，如果真是如此，那就每個女人都辦得到了！說得更明白一點，哺乳是後天學習的行為，所以你可能需要有人協助你，教你學會如何成功達成目的，許多醫院都明白這一點，這也是為什麼許多特別護理單位要聘雇合格授乳顧問的道理，所以如果你有需要，就去請求援助。

不過，為了要配合初生兒特別護理單位的哺乳例行程序，請教顧問的同時，你也應該詢問護理單位工作人員的意見，去釐清：

- 你應該多久做一次哺乳。
- 你的小寶寶是不是必須達到某個體重或懷孕期標準，你才能開始哺乳。
- 初生兒特別護理單位是不是會供應裝奶水用的計量餵食容器和無菌容器，如果沒有的話，要到哪裡才能買得到。
- 假使你沒有辦法在餵食時間到護理單位來，那麼預先擠好的奶水應該有怎樣的新鮮度才行，如果知道必須達到某個新鮮度，自己也才好在吸奶的例行時間之前，做好預先的計劃。

- 冷凍奶水的時間最長可以有多久。
- 如果有經營奶水銀行的措施（你為自己的寶寶貯存奶水，如果有多餘的，還可以跟其他寶寶分享），你可以還是不可以加入奶水銀行。
- 你是否需要簽一份同意書。
- 你是不是可以使用醫院的吸奶器，如果不可以，要到那裡才能租一部供在家裡使用。

剖腹生產者的哺乳問題

腦下垂體後葉荷爾蒙（Oxytocin），是種對奶水排出的反射作用具有關鍵性影響的荷爾蒙，它可以造成乳汁液囊附近的肌肉細胞收縮，從而引致乳汁釋出，這種荷爾蒙同時還可以促使子宮肌肉收縮，幫助子宮縮小成從前的大小和形狀，甚至可以教人覺得心情舒暢，不過，如果早產兒是採帝王切割術分娩，手術過後，子宮的這些收縮作用就會讓人產生劇烈疼痛，而且也會讓這個母親不敢親自哺乳。

假使你做過帝王切割術，那麼在分娩後的頭幾天裡，你的產科醫師可能會在適當位置上保留一根上硬腦膜導管，另外，如有必要，你可以服用你自己的子宮收縮止痛劑。

在取下導管之後，等你親自為自己的孩子哺乳過，這時便是你接受任何一種藥物治療的最好時機，以便趕在下一次餵食之前，讓你的藥物濃度達到最高，不過你務必跟你的醫師求證一下，你所使用的這種藥物是不是適合一個親自哺乳的母親。

父親們與哺乳活動

在加州貝克斯菲爾德市的紀念醫療中心，有十位父親得到機會能為自己的保育器寶寶做袋鼠式護理（見十二、「專門寫給為人父者的話」），結果我們很驚訝地發現，在這項研究裡，大部份的小寶寶居然開始吸吮自己父親的胸脯。

我們常常假定嬰兒之所以會吸奶，是因為受到奶水氣味的吸引，但是看這情形，早產兒在找尋奶頭時，並沒有常見的線索，很可能單只是奶水的氣味一項，並沒有表現出奶頭吸引人的地方，小寶寶之所以會趨近男性的乳房，或許是因為攝食的天性驅動力使然，又或者可能是乳房的外觀也起了點作用。

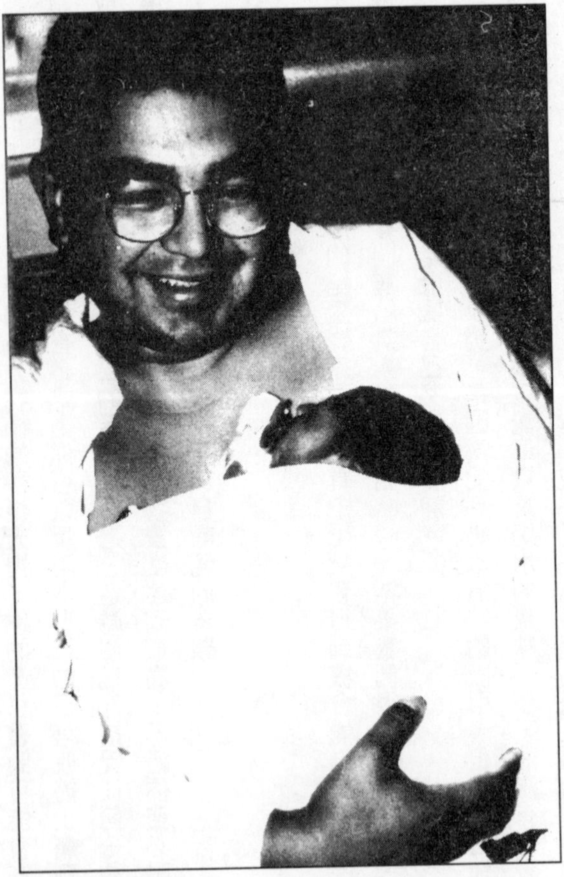

這位小寶寶正在吸吮著一個橡皮奶頭，而不是他父親的乳房。

無論如何至少有位父親在記錄下自己對這次體驗的看法時，也談到了他的寶寶在哺乳時所做的驚人嘗試；貝利寫道：「雖然他的吸吮動作教人覺得『逗趣可愛』，但是對於不能夠哺乳，我並不覺得遺憾。」（我所曾聽過的一句陳腐的無稽之談）

另一位父親則在小寶寶居然開始吸吮他的乳房時，感到不自在起來，我們教他將小指輕輕放進早產兒的嘴裡，藉此打斷吸吮的動作，然後我們拿了個橡皮奶頭給這個小寶寶，鼓勵他做未吸收營養的吸吮活動。

未吸收營養的吸吮活動

當你無法親自過來時，你會希望自己的寶寶有機會去吸吮一下他自己的手指頭、橡皮奶頭，或甚至是他父親的乳房，依據姬因克蘭斯頓・安德森博士在這個領域內所做的帶頭研究中的觀點，未吸收營養的吸吮活動對你的寶寶有許多益處，因為：

- 幫助他的心跳率維持更為正常。
- 增進他臉頰肌肉的力量。
- 滿足一種吸吮的反射作用。

- 改善插管餵食時的氧化情形。
- 促進吸吮模式更早些出現和更為有組織性。
- 加強體重的增加（縱使他所吸收的卡路里數量相同）。
- 促使餵食提早並且速度加快。
- 促進出院時間提早。
- 促使兩歲時能有較好的心理和運動肌肉方面的成績。

未吸收營養的吸吮活動是種讓你的寶寶警覺起來的最有效的方法，藉此可以使他看著你，並且學著辨別你是誰。

十二、專門寫給為人父者的話
——父親方面的袋鼠式護理

我第一次嘗試使用父親來做袋鼠式護理，是一九八八年在洛杉磯的好萊塢長老醫療中心進行一項研究期間。在貝琪抱著他們的早產兒時，吉姆也加入了她太太的活動，小莉莎現在的後懷孕期是三十三週，體重一千八百二十五公克，約為四磅，她已經進展到使用開放式嬰兒床，並且準備好第二天要回家了。

在莉莎和貝琪這三小時的袋鼠式護理活動時間裡，一切情況都很良好，母子倆身上的探針顯示，貝琪胸部的溫度出現變動，而這同時莉莎那邊則依舊是暖烘烘的。

吉姆走了進來並且站在我們後面，他看著我們收集他的寶寶和太太的資料，這位擔任無線電工程師的父親專注地看著設備上所有的指針和讀數，問道：「這些線路都是做什麽用的？」

「我們正在觀察你的寶寶的體溫，」我解釋說：「好確定她保持溫暖了沒，這條線路（

我指著在貝琪胸前的這一條）則是用來測量你太太的皮膚溫度對莉莎體溫的反應。」

貝琪抬頭看著她先生，眼裡閃現著興奮的光芒，她說：「這真是我所曾體驗過的最美妙的一件事情！我終於有機會抱抱莉莎了。」

吉姆轉向我，只說了一句話：「現在輪到我來做護理了。」

雖然我想接受這位父親的請求，但我有幾個顧慮，吉姆他是一個高大健康的男士，但平坦的胸部並沒有充滿身體脂肪，基本上，他沒有可以為寶寶遮擋四週氣流的乳房，更有甚者，我知道他那結實的肩膀絕對塞不進我的特製絲絨長袍，而且我對他能否保持莉莎溫暖並沒有信心，在我第一次進行的袋鼠式研究工作裡，我當然不希望有任何一位寶寶出問題。

我為難地回答說：「不可能的。」

但是吉姆不接受我的拒絕，他堅持說：「在這世界上我也有所有的權利資格來抱我的小孩，我要去要求大夫讓我參加。」

就這樣子初生兒醫學專家投降了，他說吉姆可以在袋鼠式護理進行期間抱他的女兒，但專家本人會跟我們在一起，以確保在吉姆證實他沒辦法讓她充分保暖時，小莉莎不會因為受寒而承受壓力。

吉姆當時穿著一件薄薄的棉質襯衫，我們解開衣服鈕釦，將莉莎放在他胸前，他的大手環抱著這個極小的寶寶，然後我們拿了一件毯子覆蓋在他的手和莉莎的背上，在吉姆坐進他太太坐過的那張椅子時，我們不安地注視著所有的監測器。

當吉姆注意到我焦慮的神情時，他說：「別擔心，我正在保持寶寶溫暖，我可以感覺到我的皮膚正舒張開來並且傳送溫暖給她，她不會著涼啦。」

吉姆是對的，雖然我感到憂慮，但他的寶寶並未著涼，吉姆說：「見到莉莎健康情形良好，確實是種收穫，她已經經歷過這麼多事情，我等不及要帶她回家了。」

至於第二次嘗試讓父親做袋鼠式護理的機會，則是在卡德里克醫療中心出現，當時我和安德森博士正針對使用保育器的寶寶做一項實驗性研究。

凱西已陪卡洛琳做完袋鼠式護理活動，卡洛琳前一天才拿掉換氣裝置，凱西常到這裡來探視她的小寶寶，而且總是要抱她，今天她的先生馬可也來了。

當凱西做完袋鼠式護理時，馬可轉過身來對著初生兒醫學專家安東尼•哈迪德博士問說：「能不能也讓我做？」

安德森博士對這個主意很熱誠，因為她在歐洲曾看過父親們為自己小小的保育器寶寶做

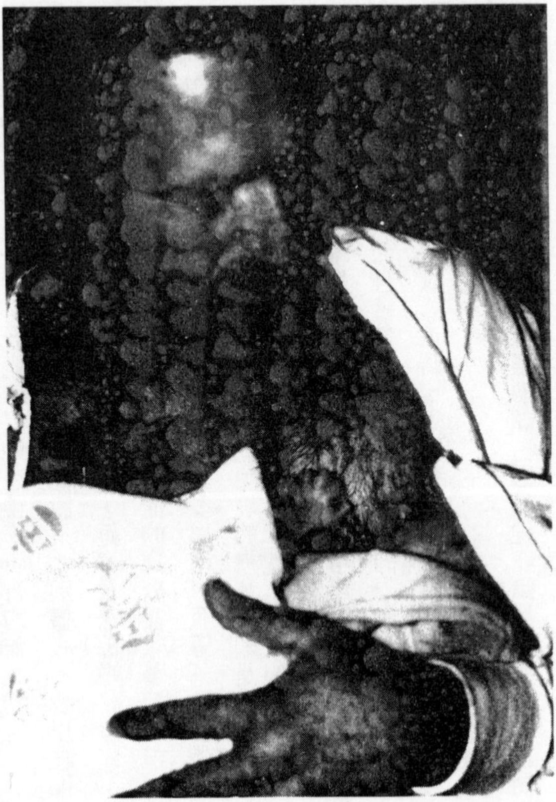

在袋鼠式護理期間，一位小寶寶伸手抓住自己父親的胸毛。

袋鼠式護理，做得很成功，儘管這寶寶相當小，她仍說服我們讓馬可嘗試袋鼠式護理。

這項試驗再度宣告成功，馬可那極小的保育器寶寶在他多毛的胸前磨蹭探索著，抓住了一撮毛髮，然後笑了起來，我們監測這個寶寶的狀況大約有一個小時，她的表現真是好極了，她保持溫暖與滿足，只在我們要把她從她父親胸前抱回保育器時，才提出抗議。

我這下可真夠幸運，能夠看到一位父親為保育器早產兒和嬰兒床早產兒做袋鼠式護理的情形，因此，當我在加州巴克斯菲爾德市和哥倫比亞卡利市，有機會研究調查父親這方面的袋鼠式護理時，我迫不及待想利用這次機會。

在拉丁美洲我針對父親們所做的研究

一九九二年，我們的研究小組在羅伯・哈塞尼博士帶領下，轉返哥倫比亞卡利市的山谷大學醫院，去整合一項針對父親們在孩子誕生後二十四小時內使用袋鼠式護理情形而做的研究。

由於不肯定陽剛的傳統拉丁美洲男士們會不會想為自己的早產兒做袋鼠式護理，我們採用一種保守的靜觀其變方法，結果正如所料，這項研究是免不了要複雜混亂了，首先第一樁是，當太太們生產時，哥倫比亞的準父親們因為沒有慣常的固定下班時間，許多人都沒在等候室裡出現，也因此，我們甚至連問他們是不是願意在生產後，頭一天參加袋鼠式護理的機會都沒有。第二件則是，父親們就算來探親，逗留的時間也很短，更有甚者，在拉丁美洲國家的父親不習慣做嬰兒護理的事，這種工作幾乎總是被指派給婦女來做，對他們來說，袋鼠式護理是種不尋常的主張，很多人需要時間來好好想一想。

儘管有重重障礙，但在經過三個月之後，我們仍成功地找到了十一位父親，請他們到醫院來，抱著自己的寶寶每個人做兩小時袋鼠式護理。

我們要求這些男士們，在各自寶寶餵食的時間抵達，然後趁他們的太太在餵奶的時間，由護士將父親們帶往袋鼠式護理室，並在那兒檢查他們是否帶有任何傳染病，諸如上呼吸道和皮膚感染。

在父親們領到空白的健康明細表後，護士整整花了三分鐘時間，幫他們從頭到尾徹底擦洗過手臂和胸部（因為新生兒雖然對自己母親身上的細菌有免疫力，但是對父親卻沒有），然後護士指示他們找到護理室中太太身邊那張直立、固定的椅子坐下。

在每一個研究案例裡，我們都會拿一條乾淨的醫院用毯，覆蓋在這位父親的大腿膝蓋上，然後才把剛餵食結束的小寶寶交給他，這個寶寶穿戴著尿布、軟帽和小鞋，我們另外還拿一條乾淨的醫院用嬰兒毯，摺成四折蓋在早產兒的背上，小嬰兒身上連接著所有必需的生理監測裝置（測量心跳率、呼吸率、呼吸模式，和皮膚、腳趾、軀幹的溫度等），以便我們觀察他對父親的擁抱適應情形如何。

結果這些寶寶的進展怎麼樣?正如同他們跟母親在一起時的反應一樣，在袋鼠式護理期間，小寶寶主要時間都是在睡覺，顯得既放鬆又舒適。

我們的科學調查結果顯示，早產兒對這項措施的適應情形良好，在臨床測量方面，他們的心跳率、呼吸率和呼吸模式都很正常，而且他們全都變得暖熱起來，事實上可能還太熱了，這提醒我們，父親缺少母親所擁有的那種可調節自己寶寶體溫的機置，不過由於哥倫比亞是屬於熱帶性氣候，室內平均溫度在華氏九十五到一百度之間，而且還連帶有很高的濕度，所以這樣的加熱現象仍在我們的預料之中。

在第一次面對自己的早產兒時，這些父親的舉動跟大多數男士一樣，他們大部份時間都是在跟自己太太講話，很少嘗試要在互動之中吸引新生兒的注意，不過由於實際上我們就是想讓寶寶睡覺，所以這麼做反而非常恰當，而這些有生以來第一次抱這麼小的寶寶的父親們，就這樣子對自己寶寶的狀態做了互惠性的反應：他們讓正在睡覺的寶寶睡覺。

父親們對這次體驗的反應，壓倒性多數均持正面看法，有位父親表達了自己的感受：「因為這是第一次，我覺得很好奇，還有一點擔憂，不過因為小寶寶得到了許多愛，他們一直在睡覺。」另一位父親也有感而發：「寶寶靠在我的身上，讓我覺得非常快樂，帶給我這麼多喜悅，我從來沒有這麼快樂過。」

在美國有關父親方面的袋鼠式護理研究

從哥倫比亞卡利市的研究中所取得的資料顯示，我們必須判別一下，如果不考慮氣候因素，那麼在父親的袋鼠式護理中，假使出現加熱現象究竟是不是很平常的事，因此我們又針對父親方面做了第二次袋鼠式護理研究，這一次地點是在加州巴克斯菲爾德市的紀念醫療中心。

就在小寶寶餵食完畢並躺回自己的保育器後，我們做了三十分鐘的觀察，然後讓他們的父親抱著他們兩個小時，最後，我們將小寶寶放回各自的保育器中，並另外再做三十分鐘觀察，使用這種方法我們可以收集十位寶寶和他們父親的資料。

我們注意著心跳率、呼吸率、帶氧指數、呼吸模式、腹部溫度、腳趾溫度和軀幹（身體內臟）溫度，我們同時每分鐘逐一記下小寶寶的狀態，看他究竟是清醒、睡覺、哭泣、好動或不好動。

如我們所曾預料的一般，在袋鼠式護理期間，小寶寶們全都暖熱起來、進入夢鄉、表現快樂、常帶微笑，而且會偎近自己父親的乳房，另外，也正如我們所期盼，在父親這一方面也有強烈動人的回應。

父親的反應

袋鼠式護理對巴克斯菲爾德市的小寶寶們發揮了它慣常有的魔力，更有甚者，它也吸引了父親們加入自己早產兒的護理工作，新加入和已有經驗的父親們一樣都說出了自己在做過袋鼠式護理後，對自己小孩所產生的積極情感，約翰說明道：「我經常期待著能帶丹尼爾回家，現在我更等不及了，現在抱著他不再覺得焦慮不安，而且我現在不想離開他了，原先對自己是否有能力護理他還懷有的憂慮，大部份都告煙消雲散，這是一次非常愉快的經驗，我實際感受到跟他更為親近。」

另一位父親則向我們說明了，他和其他的小孩之間發展關係的過程耗去了他多麼長的時間（「他們全都只是不停地吃飯然後睡覺，對我一點互動反應都沒有，一直到他們開始蹣跚學步為止才有不同」），他說在做過袋鼠式護理之後，已經感覺到跟對前頭兩個較大的孩子比起來，對現在這個孩子要來得更為親近，他在意見表上寫著：「跟前兩個小孩比起來，這

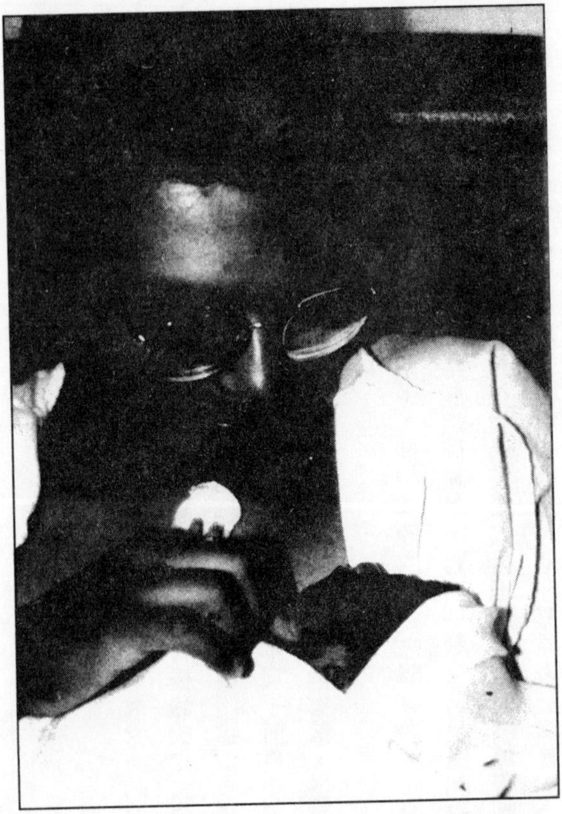

袋鼠式護理進行時，一位父親以指尖關愛地探觸他的寶寶。

次在早先我便能有更多得到快樂的機會。我看她時的感覺已有不同，更棒了！」

一般來說，父親們的反應都很真誠熱烈，他們的評語顯示出重要的親子關係發展過程已於焉揭幕，就如一位父親所說：「我喜愛他睡覺的方式，還有跟我在一起時看起來很舒服的那個模樣。」袋鼠式護理在鞏固父親和寶寶之間親情連繫，可能已發揮了作用。

父親的胸部溫度

在我們早期所做的許多有關母親方面袋鼠式護理的研究調查中，有一項指出母親有改變自己胸部溫度，以便調節自己寶寶體溫的能力，為了要看看父親是不是有同樣的能力，我們在他們胸部放了一隻探針，探針的位置在胸部右側，這樣子才不會測量到因心跳而產生的熱度，而比較能測出胸部溫度。

我們發現，所有父親的胸部溫度都較為嬰兒防寒所需的溫度高，但是，正如我們在哥倫比亞所見，父親們沒辦法調整自己的體溫來配合寶寶的需求，結果，在哥倫比亞的小寶寶們，在自己父親懷裡出現了過熱現象，不過在巴克斯菲爾德的研究中（在這裡氣候適中，而且有空調），即使父親們的溫度跟南美洲的那些父親一般無二，小寶寶並未出現過熱現象。

從這裡我們得到一個結論，哥倫比亞嬰兒的加熱現象跟比較高的室溫和濕度有關，這使我們懂得了，在比較溫暖的氣候地區做父親方面的袋鼠式護理觀察時，必須小心留意，除此之外，我們需要早些採取預防措施，以避免過熱現象出現。

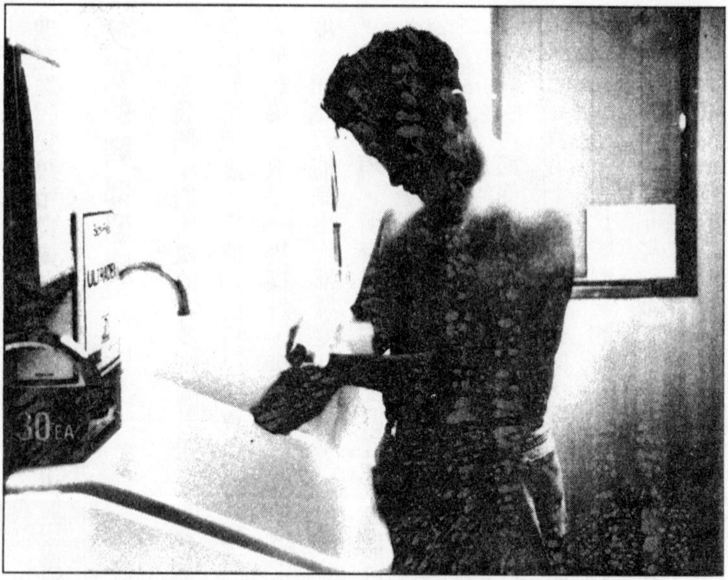

在參加袋鼠式護理之前，一位父親必須先做擦洗的準備工作。

該做些什麼

由於父親的袋鼠式護理可以為父親和寶寶帶來正面實際的體驗，你可能也會想試試看，如果你真這麼想，那麼你一定要遵循第十「袋鼠式護理前、中、後注意事項」中所略述的建議和預防措施，還有下列各事項：

1. 確定你自己身體健康。如果你正在咳嗽，或是罹患風寒、流行性感冒、腸胃不適或發燒等毛病，延後活動時間，直到你徹底康復為止（小寶寶對自己母親身上的細菌有天然免疫能力，特別是在接受母親哺乳時，情

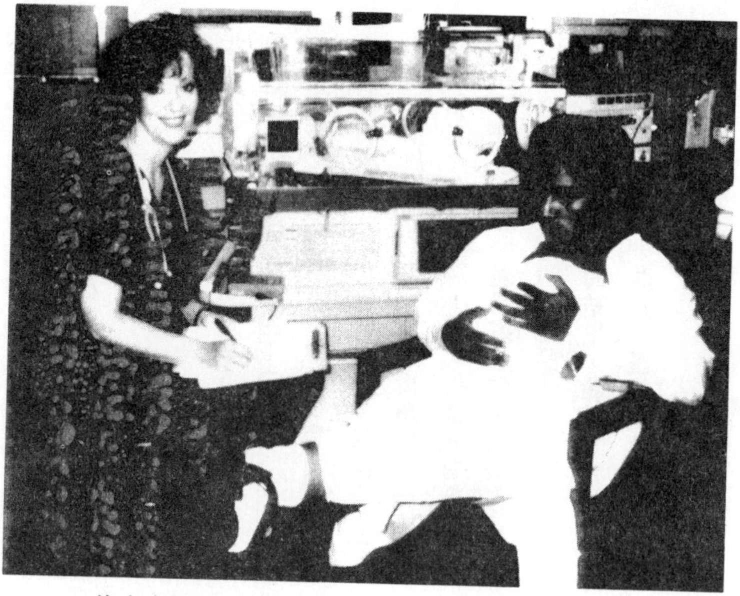

一位完全放鬆的父親，他正在為自己的新生兒做袋鼠式護理。

況尤然，但對自己父親就沒有這能力了。）

2.一定不要給自己太過的負擔。兩小時似乎已是一位父親的最大極限，而一小時到九十分鐘的確是為你的寶寶做袋鼠式護理探視的適當長度。

3.擦洗後才進入。這項步驟絕不可免！護士會教導你該怎麼擦你的手臂、手指、手掌、脖子、肩膀和胸部，這對防止傳染病關係重大。

4.穿上乾淨的寬鬆褲子。

5.你會領到兩條乾淨的毯子。一條蓋在你的膝蓋大腿上，遮住你的褲子，另一條蓋在寶寶背上。

6.當寶寶被放在你胸口上時，務必要將對摺過的毯子蓋在他的背上，你可以用手環抱著他，並托住他的頭。

7.一旦寶寶交給了你，別害怕四下移動和改變姿勢，你甚至可以站起來，離開椅子走幾步，不過你要留意這些導線，並且務必要托穩自己寶寶的頭，使他靠在你胸口上，以防止他猛然向前和向後滑落。四下走動一下可以改善你自己大腿的血液循環。

8.要先有心理準備，你的寶寶可能會想吃奶，在短暫吸吮之後，他可能會明白你的奶頭並沒有奶水，而停止吸吮，再恢復睡眠狀態，當你因為小寶寶的吸吮感到不舒服時，輕輕將你的小指放進他的嘴裡，然後藉此拿開寶寶的嘴，並且慢慢將他挪離你的指頭。

9.你會覺得暖熱，這點你要先有準備。在袋鼠式護理中，小寶寶會變得溫暖起來，你可能會驚訝自己怎麼變得這般熱，這時你可能會想要喝一杯身旁的開水。

10.別怕跟四周的人說話，這並不會吵醒你那熟睡中的寶寶。

根據我們研究的結果，我敢肯定地講，父親可以跟母親一樣，給自己寶寶一個暫時從環境中逃離的機會，並且保護他們不受初生兒特別護理單位的過度刺激，其他的都看！

十三、特別護理育嬰室經驗談

就算你再怎麼想陪著你的寶寶，你也不能總是待在初生兒特別護理單位裡，由於護士有許多工作必須完成，所以醫院這環境的構成和走向，都高度趨向固定程序，它當然跟家裡不一樣！在自己家裡，如果你的寶寶即將入睡，你可能會關掉電話鈴聲，並且放下窗帘，若他醒來，你會立刻走向他，而他如果急躁不安，你會抱著他、餵他東西或是替他換尿布，就用這樣子的方式，你對他的需求有交互回應，當她睡著的時候，你就讓他睡覺，他若醒著，你便與他有來有往交互影響。

就如同我在第四節中所做的說明，在初生兒特別護理單位裡的刺激通常是沒有交互反應的，它出現時並不考慮到你的早產兒的需要，或是他有沒有能力去面對刺激，由於醫師和護士都還有別的病人，讓他們必須從你的寶寶身邊走開，所以在初生兒特別護理單位裡，「你」才是那個能夠發起和持續進行個別化、有互動反應的護理的最佳人選。

這互動過程的第一步是，了解自己寶寶的訊號（見第五節），並且儘可能嘗試徹底排除任何會造成不適的活動；第二步則是，塑造初生兒特別護理單位的環境，給你的寶寶一個最不具分裂性、最為舒適的環境，即使你不在的時候也一樣，你的目標應如下：

- 保護你的寶寶免受這環境裡最為有害的因素侵擾。
- 減少你的寶寶的煩躁。
- 助長你的寶寶的睡眠。
- 用愉悅的經驗來取代有害的經驗。

下列建議可幫助你改變這個環境，並帶給你的早產兒個別化的照料：

1.研判在這環境裡光線的亮度

這裡有全開的燈光嗎？如果有的話，你必須想些辦法來遮擋一下你的寶寶，即使燈光並沒有全開，特別護理單位裡有沒有嬰兒專用燈？讓工作人員曉得，如果他們只對你的寶寶使用嬰兒專用燈，你會很感激他們。

你的孩子位置靠近窗口嗎？太陽提供（在這樣的情況下，並不是你想要的）了一種額外的光源，你會想要調整自己寶寶的位置，好讓太陽光不要直接照射他的眼睛。

在單位裡，是不是所有的燈光都連接在一個調光開關上？如果這裡現在沒有調光開關，設法鼓勵工作人員去安裝一個，雖然這事做來可能會有困難，假使單位裡裝備了調光器，那就鼓勵工作人員善加利用。如果所有辦法都行不通，你可以嘗試去買一塊能削減光線的薄膜，蓋在保育器上頭，但是不要讓你的早產兒戴太陽眼鏡，這只會扭曲他的視覺銳利度，首先早產兒乍到人世時視覺銳利度尚未成熟，太陽眼鏡只會讓他情況更糟，而且小寶寶不會去注意扭曲的視覺影像。

2. 研判噪音音量大小

收音機是不是二十四小時全天播放？這是一種持續的聽覺刺激和煩擾的來源，收音機應該在每八個小時的值班時間裡，至少關上二十分鐘。

你的小寶寶的位置有多接近入口、擦洗室、護理站、電話和打印機？這些都會製造出許多額外的噪音，替你的寶寶去要求改換位置，遠離這些外來的高強度聲音來源。

垃圾筒在那裡？踩腳踏板舉起和放下垃圾筒蓋時，所發出的聲音音量很大，可高達一百一十分貝，去問護士是不是可以為垃圾筒蓋加上襯墊，或是挪到別的地方去，事實上，要留意儘可能讓更多的設備加裝襯墊，以減少噪音。

研判一下什麼時候內部通話裝置系統使用最頻繁，利用內部通話裝置例行性安靜下來的時候，安排午睡時間，這是個好辦法，要求所有工作人員嘗試給每個人一點安靜時間。

3.研判特別護理單位的規畫

你是不是有讓自己寶寶改住雙人病房的選擇權？一間可容納四個嬰兒的育嬰室，要比一間可容納八個嬰兒的好，據研究顯示，住在安靜房間裡的寶寶跟住嘈雜房間的寶寶比較起來，安靜睡眠和吸吮的次數較多，較少有無目的的活動，在這項研究裡，住安靜病房的寶寶其實際出院時間，比受支配的寶寶提早一星期。

4.查問午睡時間

確定一下你是不是可以為你的寶寶指定一段時間當作「午睡時間」，請教護士，那些跟你的寶寶有關的例行醫療和餵食活動通常在什麼時候執行，而在這些工作完成後，你是不是可以在嬰兒床上掛一塊小牌子，上面寫著：「請勿打擾，正午睡中。」跟護士一起擬定安排袋鼠式護理的執行計劃，好讓你的早產兒可以在你懷裡時小睡一番。

5.建立日夜循環

除去這天裡的午睡時間外，去問一下有沒有可能給你的寶寶一些日夜循環，通常是由護士們在晚上十一點到隔天早上六點之間，減輕噪音、轉暗燈光，並且幫忙促使他入睡，但是你也可以幫得上忙。

在夜裡，在你的寶寶上方放一個睡眠遮篷，好促進他的日夜循環感，你可以自己做一個，把一條紅色圍巾縫在一條藍色圍巾上，或是去買一塊帶紫色或水手藍的布料，有一位母親便曾用黑色的布料作底，在上面畫上小小的月亮和星星，然後，一等你完成或買到遮篷時，你可能就會想在遮篷上寫下或繡上自己寶寶的名字了。

把這塊睡眠遮篷趁下次你去探視自己的早產兒時，一併帶進去，將它覆在寶寶的保育器上時，要讓它蓋住嬰兒床的頂部和兩側，但是在末端線路伸出的地方要維持開敞，在你的早產兒日間小睡的時候，你也可以順便用上這塊睡眠遮篷。

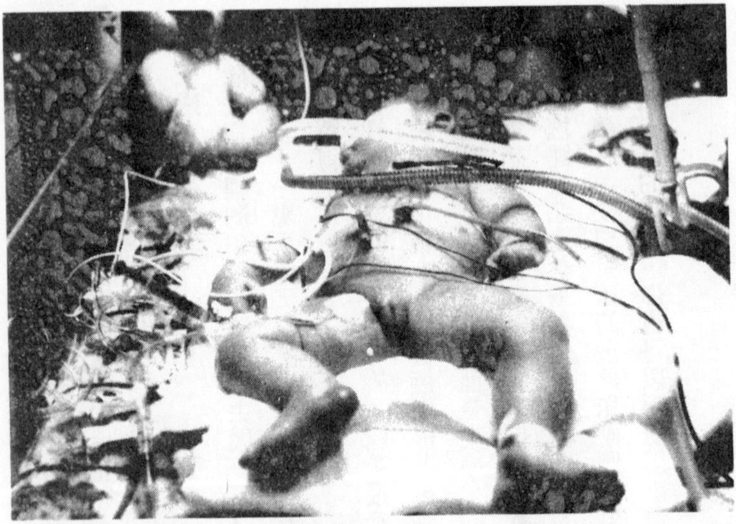

一個沒有窩可供蜷伏的寶寶很容易散失珍貴的體熱。

6.築窩

為了嘗試要重建那種自己在子宮裡體驗過的包圍感，早產兒會躲進自己保育器的角落裡（見七、「為什麽袋鼠式護理能奏效」），由於他在擠進保育器角落裡時，可能睡眠反而安穩而且呼吸均勻，所以你可能就會想讓他保持這個位置算了，這時你只要在保育器隔牆和寶寶的腳之間，悄悄放進一條尿布或毯子，便可以防止他的體熱散失，而且這移動大概也不會吵醒你的寶寶。

假使在另一方面，護士卻希望你的寶寶維持在保育器的中央位置上，這時你就必須用捲起來的毯子圍繞著他，替他設定個界限，沿著寶寶的頭部圍繞毯子，似乎對他來說非常具有平撫作用，而將他的身側和腳部包圍起來，更可以減少無用的活動和保存他的體熱，看來無論什麼時候都該替你的寶寶做個窩才是。

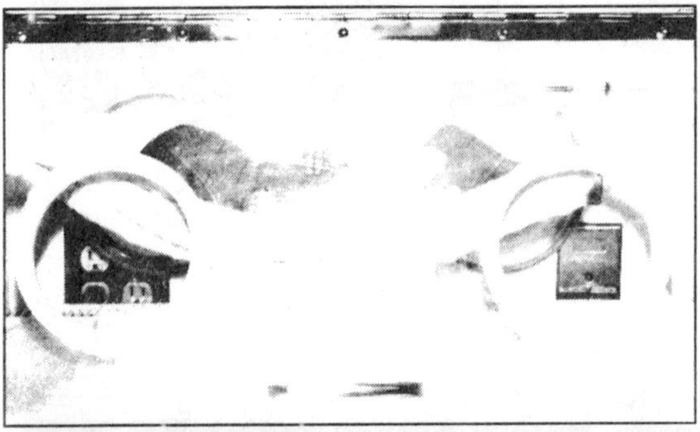
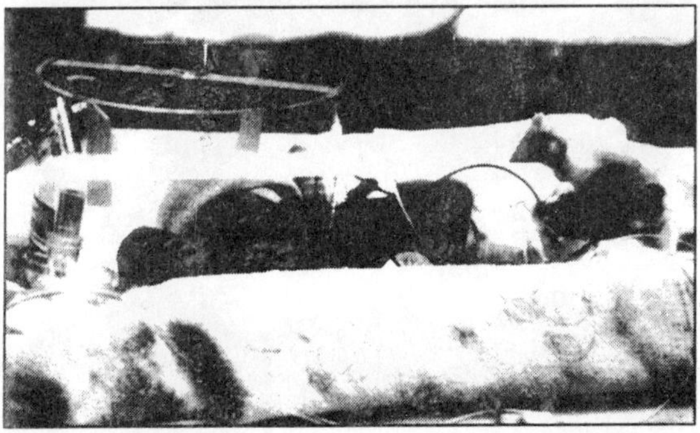

此處有幾種不同的築窩方法可供選擇：例如用吊床安置早產兒、用捲起毯子做一個很好的窩。

在保育器裡，用至少跟小寶寶身體等高的布製墊被包圍住他，這裡有好幾種製作墊被的方法，你可以利用捲起來的毯子、橡膠海綿製品、橡膠環圈、吊床、小型睡袋或填充玩具小布袋（跟早產兒大約相同大小），再於上面覆上柔軟的布料即可。

去跟醫院的職業治療師或自然科學臨床醫學家

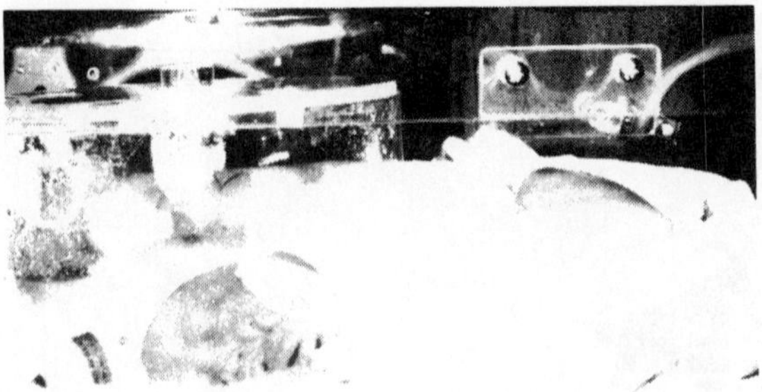

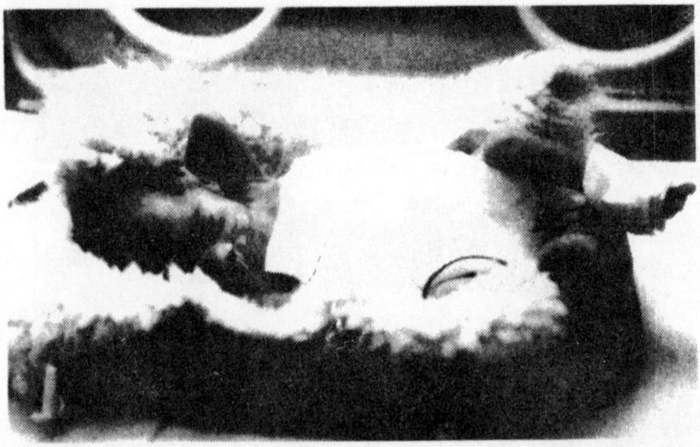

窩裡包含有擱腳的地方、橡膠環圈可提供一個溫暖舒適的窩等。

，說明你的寶寶在彎曲和肌肉活動能力發展方面的特殊需求，他們可以幫你製造一個合適的橡膠海棉窩巢。

另外橡膠環圈可以讓小寶寶適當彎曲，並且被完全包圍起來（這種東西慣常是供做過陰戶助產手術的婦女作產婦保護用，在保健護理零售店可以買得到），荷蘭烏得勒支大學的初生兒物理療法指導老師保羅·海爾德博士，

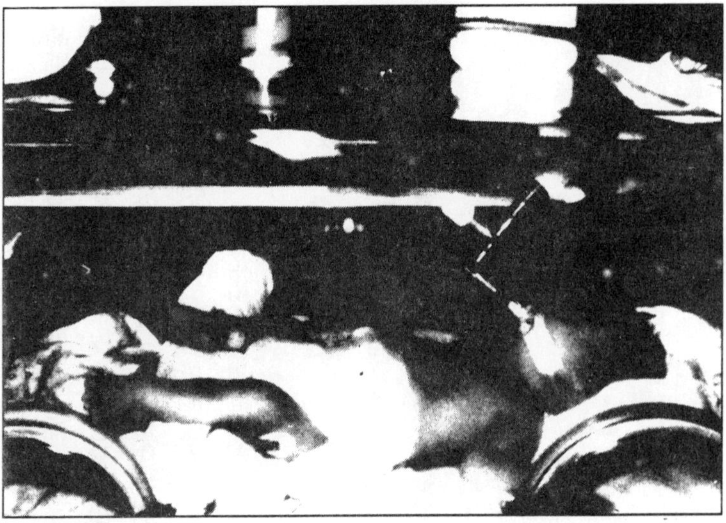

使用換氣裝置的寶寶，所使用的管線都安置在適當位置上，好讓他的頭能維持在的中線上。

便是使用橡膠環圈，而且在一項長期研究發現，在小寶寶整個住院治療期間，如果把他們安置在橡膠環圈中，結果會使他們發育情形變得更好。

大多數公共醫院均備有水床墊以供人申請使用，這類物件也可以提供一種窩巢的感覺，如果你的寶寶睡的是水床墊，他可以享受到好幾項好處；床墊裡的水一經加熱，有利於體溫控制，而且跟傳統床墊比起來，它更能徹底配合早產兒脆弱的骨骼，重塑形狀，因此，使用水床墊還同時可以減少早產兒扁平頭問題。

此外，羔羊皮也可以用來製造寶寶的窩，在某些研究裡，睡羔羊皮的小寶寶，睡眠和飲食情況較易有所改善，而且體重增加得也較快，他們彷彿是蜷伏在裡面，而且感到安全，假使你是使用羔羊皮，將它墊在小寶寶身體下，將邊緣捲起並綁妥，製造出一個窩的形狀，如要為小寶寶購買一張，須作特別安排，這羔羊皮應該經過三次刷毛處理，並且保證纖維不致脫落，以免小寶寶可能吸入。

還有軟帽，也是構成窩巢的一部份，無論何時你的寶寶都該戴頂帽子。

7. 調整位置

在子宮裡，你的胎兒自然便會彎曲身體，所以在特別護理育嬰室裡時，讓你的早產兒在保育器中，維持屈身的姿勢，可以有助於防止寶寶體熱散失。

利用你的築窩裝備來保持早產兒的手臂和腿彎曲，這個窩巢應該完全貼近寶寶的肩膀，使他的手臂靠近身體。

當小寶寶仰躺著時，我們希望儘可能維持他的位置在「中線」上，換句話說，就是他的頭既不轉向右邊也不轉向左邊，縱使你的寶寶正在使用換氣裝置也一樣，因為護士可以安排配管的位置，所以他的頭不會轉向任何一側。採用這個姿勢可以方便各種形式的氧氣輸送，

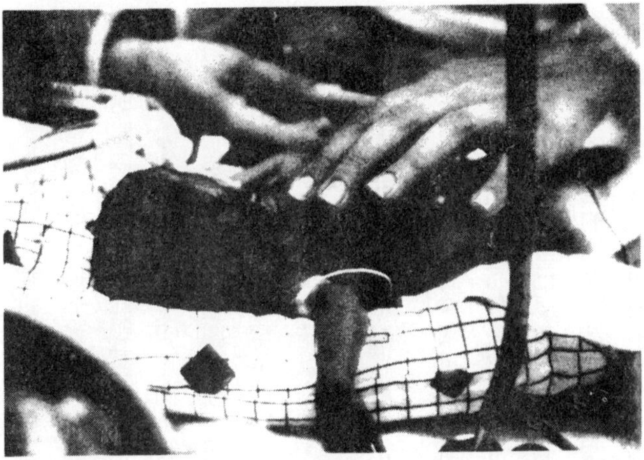

一個幼小的早產兒在胸口下塞進一條毯子，俯睡在一個玩具布袋下。

而且連帶也會促使腦部血壓降低。

不過一般來說，小寶寶採用俯臥姿勢比較能睡得好，當他們趴著的時候，血液中帶氧指數會比仰躺的時候高，他們的氣管保持暢通開啟，而且神經肌發育較佳、比較少產生皮膚外傷和反芻現象。

甚至連使用換氣裝置的小寶寶也可以採取俯臥姿勢，不過有的時候，要幼小的早產兒在維持彎曲的同時又要俯臥並不容易，這時我們將毯子捲起來，垂直放在小寶寶胸口下，從乳房延伸到腰部的位置，這樣子就可以讓他們的手臂下垂，而這樣的姿勢也可以讓肩膀、手臂、膝蓋自然彎曲。

最近有人把嬰兒猝死病（Sudden Infan

Death Syndrome，縮寫為 SIDS）的原因跟這種姿勢聯想在一起，所以你的那所公共醫院可能不樂意讓你的早產兒採用俯臥姿勢，不過雖然如此，請記住目前還沒有任何人曉得導致 SIDS 的原因，它也可能跟其他因素諸如低體溫、睡眠失序和呼吸暫停現象等有關聯。

只要你的寶寶持續接受監測，我便主張採用俯臥姿勢，因為有看護護士的警戒觀察，以及同步監測裝置的精巧和準確性，可以確保有任何危及生命的狀況出現時，立刻便可得到辨識和醫治，畢竟特別護理單位的宗旨即在密集監看你的小寶寶，如果你的寶寶並未受到熱切注意，那麼是不是要採取俯臥姿勢，便該依你的保健專家的指示來決定。

為人母者能盡天賦權責，小寶寶健康即佳

凱西來參加了我的一個討論如何加強嬰兒發育的團體，她有個早產兒名叫瑪拉，誕生時才二十八個星期大，而且一出生就帶來多重的醫療挑戰，在瑪拉住院治療的頭一個星期後，凱西開始難以面對自己早產而且有個病弱的孩子的事實，這樣一個在競爭激烈的企業裡任職，擁有高度成就的婦女，卻無法接受一個小小的早產兒的誕生，她的寶寶的狀況，讓她覺得自己像一個失敗者，而很不幸地，逃避成了她處理問題的心理機制反應，她幾乎不曾到特別

護理育嬰室來探視過瑪拉，即使來了，也是來去匆匆，這位母親是一直保持著連繫沒錯，但她並沒有投入。

由於凱西的情況非常糟，負責照護她的早產兒的護士建議她來聽我的演講，而那次演講所涵蓋的內容，正是我在這本書中與各位分享的資訊。幸運地，凱西很認真地聽了我的建議，就在隔天早上，她回到自己寶寶身邊，並且馬上開始為瑪拉的環境做評估，她發現小寶寶的保育器接近單位裡的離心分離機（護士一天有二或三次會來這裡，利用疾轉作用做血液分析），於是她要求將瑪拉的嬰兒床移到育嬰室的另一側，而那位置確實遠離了這個設備。

接下來，凱西決定她要修正光線強度，她開始去找水手床單，好用來蓋自己寶寶的保育器，結果在店裡沒辦法找到這樣的東西，於是她買了一些黑色布料，決定就用這個當作睡眠遮篷。

但是當她把睡眠遮篷帶到育嬰室來時，她遭遇到一些阻力，由於保健人員是用小孩的膚色來判斷氧化情形，所以當他們做研判工作時，都習慣一眼就可以瀏覽過一個寶寶，我建議凱西去拜託護士們，請他們在不需要經常觀察暗處裡的皮膚時，乾脆就讓瑪拉睡在這個被遮暗的像子宮般的環境裡，如果他們必須檢查膚色，他們可以拿掉這塊布做檢查，儘管護士們不太樂意，但他們也曉得太多的光線會對早產兒的眼睛造成傷害，所以他們答應了讓凱西使用遮篷。

再下來，凱西利用半吋厚的橡膠泡棉，為保育器的側面填裝上襯墊，另外，她還放了一塊在瑪拉的頭部、一塊在腳部，第三塊則放在離護理站較遠的那一側身體旁，為了給瑪拉包圍感和替她包裹，她帶了一個已經被改裝成早產兒「睡袋」的寶寶安慰物來（她把這個袋子對摺，然後將側邊縫合，使成筒狀，再把其中一頭紮緊，她不曾使用拉鍊，以免觸摸起來發涼），這東西用來保持瑪拉溫暖，恰到好處。

凱西已然為她的早產兒築了一個窩，結果，這讓她覺得跟自己的孩子更為親近，而且自己也更能像個母親般地照顧她，這事實是，在凱西不曾投入的時候，小寶寶的進展便不好，但是在她做了這些改變之後，才只一個星期，主治醫師便召開一次護理會議，來研判究竟發生了什麼事情，才會導致嬰兒的狀況出現一百八十度大轉變，瑪拉不但開始進食，她的血壓也有鉅幅改善，她的帶氧飽和度數值上升，同時二氧化碳數值下降，很順利地她每天都有所改善，變得較不煩躁，睡眠增多而且比較少哭泣。

在會議期間，臨床育嬰專家愛倫·杜而自動說出了答案：「我知道這是怎麼回事，」她跟醫師解釋說：「凱西去參加了一場討論如何塑造初生兒特別護理單位環境的討論會，這似乎便已造成了天壤之別。」

像是育嬰室暫停作業、降低照明和睡眠遮篷這些有關環境的例子，都是你能夠做到或是提倡的，可以用來保護你的寶寶逃開初生兒特別護理單位裡壓迫人的環境，而讓你的寶寶遠離突發的巨大噪音和為他築窩，則可以減低他的煩躁不安，而日夜循環、俯臥的姿勢還有築窩，也都可以跟袋鼠式護理一樣，促成較好的睡眠，除此之外，袋鼠式護理還起著一個強而有力的作用，那便是它能將有害的經驗代換成快樂、關愛的體驗。

十四、家庭袋鼠式護理

桃蒂在懷孕期達三十四週時出現陣痛，但是在她羊水破了之後，陣痛卻仍持續，她的寶寶有早產的跡象，情況緊急，而後小查德誕生時，體重為二千一百八十四公克（四磅十三盎司），他出生時健康狀況良好，APGARS 得分為八分，他之所以住進初生兒特別護理單位，主要是為了做觀察。

由於他的狀況極佳，所以才出生第二天，桃蒂便能為查德做袋鼠式護理，她真是喜歡這個活動，事實上她根本就不想停下來，在她的兒子要出院的前一天下午，她靠近我並問說：「拉丁頓霍伊博士，我在家裡可不可以繼續像這樣子抱著查德？」

我立刻強調說：「當然！」我笑著說：「這是你能為他做的最美好的一件事！」

「太好了，」他回答說：「可是，我應該怎麼著手呢？我是不是也得找一張跟這個一樣的椅子來坐？我等不及要開始做了！」

我很高興見到這位年輕的母親對袋鼠式護理的熱忱和恪盡心力，因為我發現在家裡做這個簡單的措施，可以延伸在醫院中進行袋鼠式護理期間，早產兒所體驗到的許多益處，關於家庭袋鼠式護理的優點，在好幾項研究調查報告中已得到證實，這些研究是由超過四千位早產兒母親的進展情形總結而得，就是以這些評估資料為基礎，我才能回答桃蒂的問題。

四千位嬰兒為證錯不了

在波哥大，有超過四千位母親在步出婦產科醫院大門時，懷裏舒適地綁著自己的早產兒，這些母親們在一整年裡每天二十四小時，就持續這樣子帶著自己的寶寶，甚至在她們睡覺、吃飯、工作和打掃家裡時，還「穿著」小寶寶（當然這對美國婦女而言，就算可能做到也是困難叢生），波哥大的兩位袋鼠式護理創始人馬丁內斯博士和雷博士，發現在經過這麼長一段時間的家庭袋鼠式護理之後，這些小寶寶持續成長的情形異常地好，而這些孩子接受照護的情形如下：

- 跟大部份早產兒比起來，他們比較不常因為再發性問題住院治療。
- 比較少有呼吸上的困難。

•比較少出現感染現象。
•會繼續吃母奶。
•沒有運動神經遲滯的狀況出現。
•看起來健康且活潑。
•達一歲時有很好的圓形頭型。

這些調查結果已經得到菲格羅•狄萊昂博士的證實，狄萊昂博士是位醫生，任職於瓜地馬拉市的社會安全學會和羅斯福醫院，他曾針對目前的家庭袋鼠式護理，帶領進行過一次包含範圍最廣泛的正式評估工作，結果發現這項措施如在家中使用至少達六個月之久，便有下列情形出現：

•早產兒體重充分增加，有些寶寶甚至每天增加的體重超過五至十公克的範圍，比不曾做家庭袋鼠式護理的早產兒好。
•母親們比較可能完全採用母奶餵食(比例高達百分之七十八，比起未做袋鼠式護理母親的僅只有百分之三十四，顯然較多)。
•母親餵奶的時間比較長，因此較少使用人工配方。

- 母親們比較願意回醫院做追蹤檢查（因為小寶寶的健康是這麼的好，有些母親喜歡定期回去誇耀展示一下自己的寶寶）。
- 母親們比較懂得利用醫院的資源。
- 早產兒比較少需要接受家庭育嬰訪視。

總而言之，狄萊昂博士發現早產兒如在家裡做袋鼠式護理，在成長和發育方面有許多好處，而且全無負面作用。

以家庭為主的袋鼠式護理顯然對你跟你的寶寶都有好處，值得一試。

我的寶寶什麼時候才能開始做家庭袋鼠式護理

假使你的寶寶情況已經好到可以回家了，那麼他多半已有規律的體重增加、接受餵食的情況良好，而且沒有重大的呼吸上的問題，所以只要有溫暖、食物、教育和關愛，不管他的重量究竟是一千八百公克（四磅）抑或二千二百公克（將近五磅），也不管他是三十二週或三十六週大，你都可以預期，他在生理上會夠穩定，在行為上也會有足夠的感應力，以致警戒觀察減少亦無問題，而且有極高的可能性會繼續成長、日趨健康。

在這樣的情形下，你可以安全地在家裡替自己的寶寶做袋鼠式護理，給他休息的機會，這樣子保證他就能夠適應在家裡進行的所有日常作息變換，像是好奇的訪客、從幼稚園回來的姊姊、家人晨間活動時的喧鬧聲等。

有些早產兒是帶著呼吸監測器或氧氣槽回家的，雖然他們也可以得到家庭袋鼠式護理的好處，但是你打算在家裡開始護理活動前，最好取得替你辦出院的護士的許可，你可以需要一些額外的指導，教你做護理活動時怎麼去操作這個監測器或是氧氣槽，你還得特別留意防止氧氣插管鬆動，另外，假使你的寶寶需要依賴這類醫療設施的話，你可能只有在坐著的時候，才最容易繼續進行袋鼠式護理。

在家裡怎麼做袋鼠式護理

在家裡做袋鼠式護理並不比較容易，不像你做家務雜事一般，只要「把寶寶穿在身上」就行了，從影片中可見拉丁美洲的袋鼠式護理母親只用簡單的包巾或揹帶來穿戴自己的寶寶，這證實這些婦女會動手做家中裡外任何家事，包括下廚、拿吸塵器打掃、洗衣服和擦洗地板等，而這些活動常需要做些轉身彎腰的動作，此外這些婦女甚至夜裡就寢時還讓小寶寶維持著袋鼠式護理的姿勢位置，卻不會翻身壓著他們。

你應該怎麼開始呢？首先你需要好的衛生知識，去洗洗你的手並且沖個澡，其次，簡單地替你的寶寶包上尿布，然後就跟在醫院裡一樣，讓他胸口袒露，直接讓他靠著你的皮膚，並利用嬰兒揹帶或袋子，將他固定在適當位置上。

別穿胸罩，揹帶在支撐你的寶寶的同時，也可以撐起你的乳房，用一些寬大的衣物覆在自己身上，像是特大號的褲子、罩衫或寬鬆長袍，都剛好合同，一旦把小寶寶安置妥當後，你就乾脆把日常事項全拋到腦後吧！

假使你覺得自己感冒了，最好去請教你的健康護理輔導員，看你是不是可以戴上面罩繼續做袋鼠式護理，大多數的媽媽甚至在感冒鼻塞的時候，利用面罩還是能夠做袋鼠式護理。

在家裡做袋鼠式護理時間該有多久

通常在後懷孕期四十週到五十二週時，小寶寶的睡眠模式會變得穩定下來，因為腦部成熟需要充分的睡眠，這一點便很重要了，而睡眠週期的規律化也是二十四小時週期性已然建立的表徵（見第四、「在初生兒特別護理單位裡的生活」），由於袋鼠式護理可能有益於促

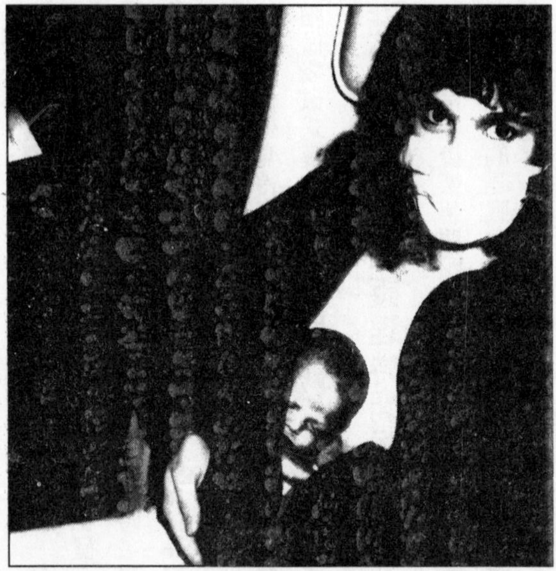

為了防止孩子傳染到感冒，這位母親戴著面罩進行袋鼠式護理。

成㑊質睡眠時間延長，我相信在小寶寶後懷孕期未滿五十二週之前，這點對於打算在家裡替自己小孩做袋鼠式護理的你來說，特別來得重要。

在這本書裡，我主張一天至少為自己的孩子做一小時袋鼠式護理，這是因為醫院裡的例行醫療程序，和你自己的時間表可能都不允許做更長的時間，但是在實際上，我相信你抱自己寶寶的時間越長越好，研究人員已收集了充分的資料，足以說明使用揹帶背著的小寶寶在六個月大時，較不神經質、進食狀況較好而且睡眠狀態較佳，比沒被隨身背著的寶寶表現更好些，這個說法當然也適用於袋鼠式護理寶寶。

因此我建議大家，在你的寶寶出生後前三個月裡（或直到他後懷孕期滿五十二週止），持續進行袋鼠式護理的時間應該儘可能越長越好，而次數也是儘可能越多越好，畢竟袋鼠式護理可以拉近你跟自己寶寶之間的距離。

當你推著一輛四輪嬰兒車或滑車準備要出門時，反問自己一下，「我難道不能改用背抱的方式來代替嗎？」這個答案大概就是，能。當然，如果你把寶寶放在車子裡，依法律規定，他必須坐在有保護功能的嬰兒椅上，但是一旦你們離開車子，基於愛的理由，他應該靠在你的胸前，事實上，如果要一次實行這個關愛的措施好幾個小時，最簡單的方法之一是，在床上做袋鼠式護理。

床上的袋鼠式護理

雷博士和馬丁內斯博士所追蹤調查的那些南美洲母親們，早已經將自己寶寶帶到床上去做袋鼠式護理了，他們將寶寶綁在胸前，讓他們跟自己貼近。如果在白天的時候，因為你要工作，沒辦法替自己的寶寶做袋鼠式護理，那麼你為什麼不抓住一些床上的時間來做護理活

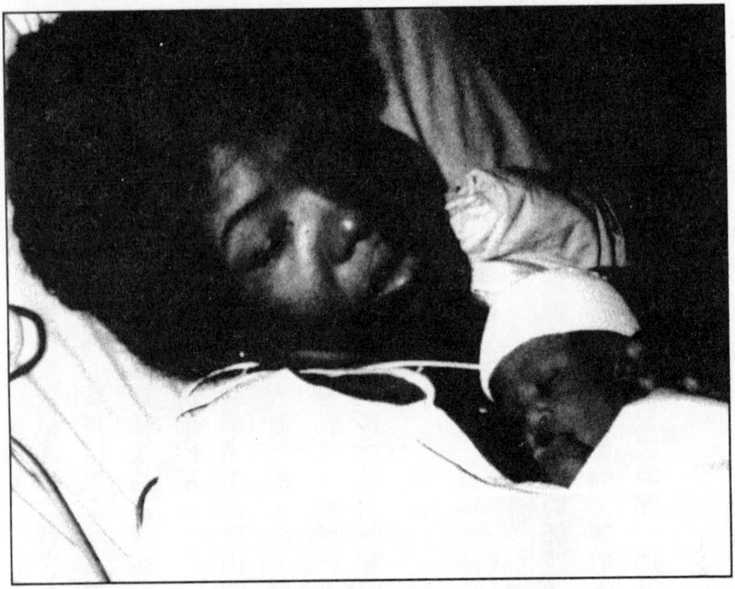

袋鼠式護理中的一位母親，採半直立的姿勢入睡。

動？

假使你的寶寶已經睡了，不要為了袋鼠式護理而吵醒他，但是如果他已醒來準備要吃奶，你可以自然地移動他的身體，去做一次睡覺時間的袋鼠式護理。

去試試看在床上做袋鼠式護理，但務必要在背後放二或三個枕頭支撐，讓自已以半直立的姿勢睡下。

之所以如此，因為你會希望確保你的寶寶呈直立姿勢，以有助於他的呼吸，而且當他在夜裡想吃奶時，你不會想要他將吃進的東西反吐出來，直立的姿勢可以幫助牛奶留在胃裡，另外，因為到最後你跟寶寶都會睡著，這麼做正可以有個好處，那就是可以體會一下幾乎毫不費力的夜間餵食滋味。

不過，我並不想誤導你，採用半直立睡姿可能不容易變成習慣，你應該要明白，要培養出良好的睡眠模式，需要二至三天時間，而且你還要意識到你的寶寶正跟你一起睡在床上，不過你可以放心，至今還不曾聽聞過有哪個母親半夜翻身壓著了自己的寶寶。

你可能擔心如果讓寶寶睡在你的床上，會妨礙到夫妻間的親熱，但事實上早產兒在出生後的頭幾個月裡，反正無論如何通常都是睡在自己父母親的房裡，大部份的父親會體諒寶寶相當虛弱，而非常樂意配合這重新的療養方法，此外，他們也曉得這情形不會持續太久。

退化現象和手足間的競爭

正如蘇珊和米其・戈蘭博士在合著的《與你的孩子心有靈犀一點通》（洛威爾書屋，一九九一年出版）一書中所說，當家裡加入一個新的寶寶時，較年長的兄姊常會有退化的行為反應，所謂退化現象（regression）指的是，一個少年恢復原已因長成而放棄的幼稚舉止，像是尿床、吸吮拇指、無助或發怒等。

小孩子感覺到弟妹的誕生對他們的安全構成嚴重威脅，像是你生產期間不在家裡、在帶早產兒回家時間上的延遲，而且你常到醫院裡探視小寶寶，這些全都增加了他們的焦慮不安，而藉由退化的行為，你的孩子等於間接在告訴你，她覺得有壓力、受到驚嚇，或是沒安全感，她要求你重新再給她保證，就像她看到你給小寶寶的那種養育方式，尤其是你對早產兒的方式更能刺激她，早產兒需要額外的關照，而且他還很明顯地對袋鼠式護理的特別親密感表現出歡喜的樣子。

你能幫你較大的小孩渡過這個難關嗎？矛盾的是，由於她正處在敏感脆弱的狀態裡，你越要求你的孩子「長大」，她越不會聽從你的話，你只有接受她煩躁的情感，允許她更為刻意地表現出幼稚的嬰兒行為，才能幫她克服退化現象，允許她把退化行為表現出來，是種確認清楚家中長子的情緒的一種重要方法，而在這同時你也才能摘下這種童稚行為的神祕面紗，了解背後的原因。

這話的意思是說，假使你的孩子也想要吃奶，只要不致令你感到不快，允許她也吃一次奶，當然，她會發現你的奶相當苦，而且還可能覺得很驚訝，小寶寶喝奶時怎麼好像很快樂，但如果你的小孩太大了，無法吃奶，你可以也給她一瓶奶嚐嚐看，或是讓她在嬰兒床外吃奶，另外如果她願意，讓她也有機會肌膚相親地躺在你胸前一會兒，並且要確定她從父親那兒也能得到一對一的關照。

其實她真正想要的可能只是，能被你摟著坐在搖椅上，聽你唱首老搖籃曲，你越是允許她表現出她的奇思異想，一個擁抱對她來說可能就沒有那麼大的力量了，結果十之八九她還是會快快樂樂地回到她那較為長大的生活中。

有的時候，年輕的小孩對他們的新弟弟妹妹會有暴力的想法，你那較長的小孩可能會告訴你「把這個生病的寶寶送回醫院裡去」，或是說些其他含有敵意和表示不快的話，試著不要反應過度，因為他們正如你所感覺到的那般脆弱，很清楚地讓他們明白，在小寶寶旁邊不允許有粗暴的行為，但同時心裡要知道，大的哥哥和姊姊常會為家裡的改變感到憤怒與害怕，你可以利用洋娃娃、拳擊沙袋、木偶、黏土、圖畫或是說故事，來幫助你的小孩宣洩出她的一部份情感，如果你對自己較大的小孩的行為感到憂心，或是狀況並未改善，你可以跟你的小兒科醫師商議，請他給你建議。

大家共同參與

母親們對自己懷裡的小寶寶是如此熱愛，所以她們可能很難將小寶寶讓給祖父母或是家裡其他成員，但讓家中每個人都覺得自己現下對小寶寶的幸福有所幫助，這點卻很重要，近親們必須要跟小寶寶熟悉，就好像你跟寶寶之間一樣，更重要的是，對於這個一落地就有個不太好的人生開始的小孩，他們同樣也希望能幫得上忙，知道自己正在照顧你的寶寶，可以讓他們覺得自己所提供的幫助，也有某些重要性。

這也就是為什麼所有親近的家庭成員，只要沒有感冒、傳染病、腸胃不適或發燒，可能都會想為你的寶寶做袋鼠式護理的原因，而且他們會非常仔細清洗自己的手，瓜地馬拉的狄萊昂博士便允許家中每個人輪流抱抱小寶寶，從父親、祖父母到嬸嬸和叔叔，甚至小寶寶的哥哥姊姊都行，但是在准許其他成員為你的新生兒做袋鼠式護理之前，先跟你孩子的保健專家確定一下這種演練得當與否。

我曾看過較年長的哥哥和姊姊（從大約七歲起）替自己早產的弟弟妹妹做袋鼠式護理，他們會趁著坐在沙發上、晚上看電視、或讀睡前故事給新生兒聽的同時，做護理活動，但如果要他們抱起寶寶四處走走，因為他們沒辦法平衡寶寶的重量，這便有困難了。

當你的寶寶被抱在某個家庭成員懷裡時，由於他還不能分辨這個人的乳房是不是有奶水，他可能會開始做吸吮的動作，碰到這情形，你的親人應該伸出一隻乾淨的手指頭當代替品放進寶寶嘴裡，就像孩子的父親所曾做過的一樣（見十一、「袋鼠式護理期間的哺乳」），而一等你的寶寶吸吮手指，你的這位家庭成員便該輕輕地將他的嘴從乳房上導引開。

能有人輪流提供這些額外的援助，對你來說也很重要，因為這可以讓你喘口氣，允許你能有一點時間抽身去沖個澡或是辦點事，為了你自己的福利著想，替自己安排點時間，對你來說同樣也是很重要的。

如果你必須回到工作崗位時該怎麼辦

大部份早產兒（或是足月的嬰兒，同樣就這件事來看）的母親都不想立刻恢復上班，他們覺得自己的寶寶還太虛弱敏感，不可以把他丟給其他人照顧，但是分離的那一天終究還是會到來，教人心中充滿懷疑和擔憂，特別因為照顧早產兒的方法仍然有限、很難尋獲並且不易評估成效，更加深了這種感覺。

你該在什麼時候回去上班？理想上，等到你的寶寶至少三個月大較為明智，因為好的日夜和睡眠循環要到那個時候才能養成。

要跟自己的寶寶分開總是很困難的，尤其如果你一直在做著袋鼠式護理，由於你這麼深愛自己的孩子，那感覺會更加痛苦難忍，事實上回去工作這決定之所以這麼令人痛苦，是因為財務上的現實常常不能跟情感上的偏好協調一致的關係。

很不幸地，依大部份情況來看，你不能帶自己的寶寶去上班，我熱切期盼有一天我們的社會能變得更有彈性，更能容忍寶寶和母親的需要結合在一起，但在那天到來之前，你會需要仰賴你的姊妹，或是兒童看護中心，該不該讓這些負責看護的人替寶寶做袋鼠式護理？我還不預備主張由他們來做，因為那兒總是會有感染的危險，在這天裡，兒童看護工作人員還跟許多不同的小孩接觸過，而在跟你的寶寶肌膚相親之前，他們泰半不會做擦洗的準備工作，因此等你下班回家時，視實際情況，你才儘快開始為你的寶寶做袋鼠式護理。這也是另一個家庭成員可以共同參與和幫忙的場合。

當你抱起你的寶寶時，你會發現他多麼渴盼依偎在你懷裡，他會開始拿鼻子推蹭，並且那動作就像想拉開你的衣服好得到十分要緊的皮膚接觸一般，當然，接下來當你將他安置在他似乎極渴望的安全又滿足的位置上時，他會平靜下來。

逐漸斷除護理活動

由於對我們來說，袋鼠式護理方面的研究，仍然是一門太年輕的學問，所以我們無法提供在家中做護理活動的所有問題解答，也因此在能夠提供更具說服力的準則的研究成果出現之前，你只能自己做最好的判斷了，假使你偶而覺得不想做袋鼠式護理，那就別做！你也有權利休個假。

當袋鼠式護理這種每天的例行公事，對你們已不適合時，小寶寶可能會變得太熱、太重或是太過飢餓，那麼這可能是替你自己斷除這項活動習慣的時候到了，為了能逐漸達成這個目標，替你的寶寶穿上T恤，並把他放在你身旁的床上，一開始讓他微微離開你的身體躺著，然後逐漸將他移開，直到你們之間大約有一個枕頭寬的距離為止，在你的寶寶沒有你也能呼呼大睡之前，要達成這個身體距離可能要花上二到三星期。

威廉・席爾博士的著作《夜間雙親範本》（La Leche 聯盟，一九八五年出版）是本極好的策略指引，可供斷除活動習慣，以及夜間早產兒護理參考。

結語　袋鼠式護理：看護與治療

在全世界許多地方，早產兒如果是在家裡誕生，那麼他一落地，醫師和接生婆甚至在臍帶未切斷之前，便立刻把他放在他母親懷裡，這種習俗在法國、北歐、非洲、印度、中南美洲、菲律賓和馬來西亞等地均很平常易見，大家都知道這叫「初期接觸」，但實際上，這是種「即刻袋鼠式護理」。

我們的社會發展距離這種人道和自然的習俗已十分遙遠，由於早產兒出生時狀況極糟，所以我們開發出以科技為主的醫療策略（諸如人工表面活性物質、換氣裝置和保溫淺盤等）。來處理他們的許多問題，這些措施和技術讓我們覺得安全，而在拯救嬰兒生命上，它們也變得越來越有效力和有效率。

使用醫療標準讓我們覺得很安逸，我們只要把他直接送進初生兒特別護理單位，並把他跟近便的設備相接就行了，然後安慰自己，等他變得比較強壯、更為健康時，他的母親終究會跟他有接觸的。

特別是當人類四萬年的文化課程已經教導我們，母親會尋求與自己的嬰兒接觸，而當這孩子得以跟自己母親親近時，他就會成長茁壯，但我們的文明卻在特別護理育嬰室中，橫將母親與嬰兒分開，這點教我感到悲傷，當前我們的工作是，學習怎麼樣去將我們在特別護理育嬰室中所依賴的所有外觀上可拯救生命的科技測量方法，跟大自然在母親身上為自然護育而做的設計，兩者加以結合。

研究結果已經告訴我們，袋鼠式護理是種有效的干涉、治療方法和接觸方式，當我們繼續針對袋鼠式護理期間，在母親與嬰兒之間出現的微妙連鎖加以研究調查時，我確信我們將能為維持母親與早產兒之間的關愛觸碰，找到額外的援助。

我有一個夢想，它既不浮誇也不是絕無可能，我的夢想是，每個懷孕期達三十週或更長的早產兒，在分娩後，立刻送進自己母親的懷裡，並且在早產兒停留在醫院的這段時間裡，讓他一直待在那裡，使母親成為他特別護理的睡床，較小的寶寶也一樣，一等他們在標準初生兒特別護理單位裡的情況穩定下來，他們立刻也能在自己母親的胸前尋得安適。

在母親與嬰兒之間，有這麼多的溝通和共棲現象出現，在荷爾蒙方面、化學方面、電方面和觸覺方面都有！基於這個理由，我確信只要我們給袋鼠式護理一個機會，我們的早產兒便可以得到數不盡的自然助益，而這當中還有很多優點是我們所不知道的，我們不要只是依靠醫藥，我們同時還要仰賴那因愛而生的直覺、自然和互通的關心付出，那是我們全人類的天賦本能。

附錄A　向你的醫院推介袋鼠式護理

如果已經有人告訴你，你可能會早產，詢問一下你的醫院是否提供袋鼠式護理，如果沒有，你可能想去跟你的醫師商量，該怎麼樣在分娩之前向他們推介這種護理法才好，先前為了能說服一家新的醫院嘗試使用這種關愛的措施，我已找出必須傳達的三項關鍵要點。

1.已出版研究論文

醫療和看護人員必須有機會接觸在專業期刊上發表的、整個有關袋鼠式護理範疇內的研究成果，因為新的研究定期推出，研究考證刻正進行中，有篇很好的著述綜覽了一九九一年度所有研究報告，並將分類簡化。本文作者姬因克蘭斯頓・安德森博士，標題〈早產兒肌膚接觸（袋鼠式）護理新知〉，收錄於《初生期月刊》（期刊名）一九九一年九月號。

另外對所有醫院工作人員來說，還有一個重要的資訊來源，這是一篇由安德魯・懷特羅執筆完成的精簡短文，亦為一綜覽性著述，標題〈袋鼠式嬰兒護理：只是一次美好的經驗，抑或是針對早產嬰兒的一項重要進展〉，文中作者鼓勵對所有使用開放式嬰兒床的小寶寶施行袋鼠式護理，本文收錄於《小兒科》一刊（一九九〇年第八十五期。）

有關刻正進行中的研究可以使用 SKIN-TO-SKIN CONTACT 或是 KANGROO CARE 等指令，利用電腦搜尋功能找出來，相關工作人員在各自的醫院裡都能進得去這樣一個上了線的醫療資料檔（數據庫）。

格雅・蓋爾亦有一本新作出版，書名《肌膚相親的擁抱：初生兒特別護理單位負責護理人員手冊》（Vort 發行，中美洲 Palo Alto，一九九三年出版），內容詳述運用袋鼠式護理的所有技術，可供醫院人員參考。

此外，下列兩篇著作也非常有用：

姬因・安德森的〈在西歐的肌膚相親袋鼠式護理〉，收錄於《美國護理期刊》第八十九期，六六二至六六六頁。

姬因・安德森、馬克斯、以及沃布爾格合著的〈早產兒袋鼠式護理〉，收錄在《美國護理期刊》，一九八六年第八十六期；八〇七至八〇九頁。

所有醫院圖書館均將備有這些期刊。

讓初生兒特別護理單位的工作人員了解，世界衛生組織的婦幼部門支持許多國際據點的袋鼠式護理的研究和運用，對他們也會有所幫助，同時，UNICEF 積極鼓勵拉丁美洲和加勒比亞地區醫院和初生兒特別護理單位使用袋鼠式護理，在一九八八年，UNICEF 製作了一捲長十四分鐘的教學錄影帶，片名《希望之光——袋鼠式護理》，來鼓勵使用袋鼠式護理，備有英語或西班牙語版本，可於下址取得：美國紐約州紐約 U.N. 第三廣場 H95, UNICEF 電視錄影帶單位，電話：（212）3267745。

UNICEF 出版了一本有關哥倫比亞波哥大當地所做世界性袋鼠式護理研究的英文綜覽，書名《首次國際性會議：袋鼠式護理》，一九九〇年出版。

美國國立衛生研究院和國家護理研究中心，刻正投資贊助有關袋鼠式護理對早產兒及其家人有何助益的研究調查，以支援袋鼠式護理的振興工作，醫院工作人員可向位於馬里蘭州貝塞斯達的國立衛生研究院詢問進一步資料。

有關袋鼠式護理的文章，在報章雜誌上均見發表，我按年代先後順序列出其中幾篇：

凱瑟琳・艾歐・席姆斯的〈袋鼠式護理〉，收錄於《母職》季刊一九八八年秋季號及〈

魔力般的撫觸〉，《父母》一九八九年二月號。

培格・邁耶的〈袋鼠式護理為高科技加上觸摸〉，見一九九〇年七月二日聖保羅史達爾論壇報。

舒爾茨的〈袋鼠式護理〉，《父母》一九九〇年十二月號。

南希・斯岱辛的〈擁抱促使復原：肌膚相親地擁抱〉，《仕女家庭月刊》，一九九一年一月號。

伊莉莎白・羅森佐爾的〈袋鼠式護理的早產兒腹袋式激勵護理〉，見紐約時報一九九二年六月十日生活版。

2.美國的袋鼠式護理

讓任何一個特別護理單位知道美國有哪些地方實行袋鼠式護理，是件重要的事，下面將列舉部份目前會定期舉行袋鼠式護理的醫院，如果你所在醫院的工作人員寫信其中任一單位的護理長，或是初生兒醫學長官，這些專家們會概略提供他們的袋鼠式護理經驗。

California（加州）

Doctor's Medical Center
Intensive Care Nursery
1441 Florida Avenue
Modesto, CA 95351
(209) 576-3737

Kaiser-Permanente Hospital
Nursing Department
280 W. MacArthur Boulevard
Oakland, CA 94611
(510) 596-7557

Children's Hospital of Oakland
Neonatal Intensive Care Unit
747 52nd Street
Oakland, CA 94609
(510) 428-3000 ext.4956

Valley Presbyterian Hospital
Neonatal Intensive Care Unit
15107 Vanowen Street
Van Nuys, CA 81409
(818) 782-6600

Colorado（科羅拉多州）

Denver Children's Hospital
Neonatal Intensive Care Unit
1056 E. 19th Street
Denver, CO 80218
(303) 861-6857

Florida（佛羅里達州）
All Children's Hospital
Intensive Care Nursery
801 6th Street, South
St. Petersburg, FL 33731
(813) 898-7451

Georgia（喬治亞州）
Emory University Hospital at Crawford-Long
Intermediate Nursery
550 Peachtree Street
Atlanta, GA 30365
(404) 686-2611

Massachusetts（麻薩諸塞州）
Brigham and Women's Hospital
Neonatal Intensive Care Unit
75 Francis Street
Boston, MA 02115
(617) 732-5500

Minnesota（明尼蘇達州）
Children's Hospital of St. Paul
Neonatal Intensive Care Unit
345 N. Smith
St. Paul, MN 55102
(612) 220-6210

Washington（華盛頓州）
Swedish Hospital
Special Care Nursery
747 Summit Avenue
Seattle, WA 98104
(206) 386-6000

3.美國的袋鼠式護理研究

醫療人員會想要知道美國袋鼠式護理研究目前的走向，藉以幫助他們研判這項醫療措施，對於父母親、裝置、各類型醫療問題和美國各醫院一般技術有何好處（關於哥倫比亞問題的研究可能不適用於你的寶寶的狀況，或是你所有的醫院。

引領當前袋鼠式護理研究走向的人士名單如下：
Susan M. Ludington-Hoe, C.N.M, Ph.D.
Associate Professor
UCLA School of Nursing
10833 Le Conte Ave.
Los Angeles, CA 90024-6919

Mercy Southwest Hospital
Annie Hollingsead, Acting Director of OB Services
400 Old River Road
Bakersfield, CA 93311

Francis Payne Bolton School of Nursing
Gene Cranston Anderson, RN, Ph.D., F.A.A.N.
Mellen Professor of Nursing
Case Western Reserve University
10900 Euclid Avenue
Cleveland, OH 44106-4904

Kadlec Medical Center
Joan Swinth, RNC, BSN
Neonatal Intensive Care Unit
888 Swift Boulevard
Richland, WA 99352

備有最近採用袋鼠式護理醫院名可供自由索取，意者請寄上回郵信封，同理，如果你所有的醫院因為你的努力而開始採行袋鼠式護理，亦請不吝告知，信件請寄達我位於 U.C.L.A. 學院的護理辦公室，住址如下：

Susan Ludington-Hoe, C.N.M., Ph.D.

U.C.L.A. School of Nursing

10833 Le Conte Avenue

Los Angeles, CA 90024-6919

附錄B　當前有關何時採用袋鼠式護理的研究

經姬因・安德森博士核定，袋鼠式護理可在不同階段展開，這項研究支持袋鼠式護理在下述各期間施行，本文將為醫院工作人員對最新研究全貌做一概述。

即刻袋鼠式護理

有關早產兒在臍帶未剪之前，立刻被安置在母親胸前的好處，以及之後嬰兒狀況正做醫學評估中等事，目前尚未見發表科學報導加以分析。

但是世界各地醫院現正例行採用即刻袋鼠式護理，而且懷孕期在三十四到三十六週間之嬰兒，使用此法均無問題，接受五分鐘 APGARS 檢測，分數可達六分或更高，這類醫院遍佈瑞典、德國、丹麥、墨西哥和瓜地馬拉各國，在這些公共醫院裡的醫療人員向我保證，只要能符合上述標準，做即刻袋鼠式護理的嬰兒健康情形都很好。

其中有幾家醫院正針對嬰兒對即刻袋鼠式護理適應情形，做特定臨床資料收集，以使其他醫院也能嘗試採用。

極早期袋鼠式護理

針對生命最初三十分鐘期間，展開的極早期袋鼠式護理，已有人帶頭努力想做科學評估，因為依照美國慣例，早產兒出生後立刻要被交往初生兒小組手中，針對他的特別需求和問題做評估，所以最早實行袋鼠式護理的時間，是在保健專家做完嬰兒狀況評估、擦乾他，並觀察他對子宮外的最初五到十分鐘生活適應情形之後。

在法國、丹麥和瑞典等國家，寶寶在出生後五分鐘內，便立刻交還給他們的母親做袋鼠式護理，是很平常的事，即使嬰兒懷孕期只有二十七或二十八週也一樣（這可都是很小的寶寶）。

在我們的研究當中，我能夠讓小寶寶接受袋鼠式護理的最早時間是在出生後十二分鐘，這次實例是我在哥倫比亞卡利市山谷大學醫院做研究時出現的，我需要花這些時間幫小寶寶擦乾身體、評估他的呼吸和心跳率，並且連接好我們監測用電極的所有線路，等到他母親平躺在生產檯上，並且完成生產手術時，我便把小寶寶交回到她手上。

袋鼠式護理能帶給小寶寶許多好處，例如，即使他光著身子（但身上蓋著摺成四折的標準醫院用包毯），也立刻就暖和了起來，而且小嬰兒十分放鬆，因此他的呼吸很快就變得相當規律和不費力，他的帶氧飽和度指數同樣立刻爬升，迅速達到正常範圍。

我繼續進行同一計劃其他六個寶寶的研究，並且改善我們的例行程序，以便在研究狀況下，注意到對母親與嬰兒的照顧。

在極早期袋鼠式護理上的經驗，引領我們做兩項更進一步的調查工作，首先我們著手一項非常複雜的比較研究，我們讓一組寶寶在產房裡就開始袋鼠式護理，另一組受控制寶寶則接受慣常的開放式嬰兒床護理，結果顯示，健康的早產兒在出生後頭六個小時內，便可安全地接受袋鼠式護理。

做第二項研究時，姬因‧安德森博士返回佛羅里達大學，邀得研究院一位護理助產士布麗格特‧賽佛特加入，他們決定在產房裡便為早產四到六星期的寶寶做袋鼠式護理，並要求母親們持續抱著自己的寶寶，直到產後二十四小時，她們要出院為止，這些母親將寶寶抱在懷裡，在產後單位裡走來走去，甚至跟孩子一起睡著。

安德森博士看到這些寶寶們情形都很良好，便將他們送往醫院臨床研究中心，讓他們跟自己母親在一起一天或二天，以便做更進一步研究。

依研究所得結果，安德森博士發現這些小寶寶只要跟母親保持肌膚相親，就能維持非常溫暖的狀態，而且在二十四小時內，就具備了接受母奶餵食的資格，幾天後體重便開始增加，事實上，接受袋鼠式護理的小寶寶，所需住院時間只有三點七天，相反地，直接被送進特別護理單位的早產兒（沒有接受袋鼠式護理），則須在醫院裡待上十天。

這項試驗性研究在進行過更多寶寶的測試，並跟我們在哥倫比亞卡利市處理過的極早期袋鼠式護理相重疊後，將被用來做一項比較研究的導引。

早期袋鼠式護理

在嬰兒誕生後情況穩定時，或是在出生後二十四小時內，便立刻展開早期袋鼠式護理，即便是使用換氣裝置的嬰兒也包括在內。

目前，有三項研究已評估過早期袋鼠式護理的效果，默勒・詹森博士跟他的夥伴在丹麥松德堡醫院，為體重一千五百公克以下的嬰兒，在出生後第一天便進行袋鼠式護理，結果他發現這項措施立刻便能對嬰兒的脈搏、體溫和呼吸產生正面影響。

因為允許母親們在病房中抱著嬰兒，默勒・詹森博士立刻發現在進行袋鼠式護理時，小寶寶身體相當溫暖，而且不須穿太多衣服，這樣子由母親抱了幾天之後，這些寶寶變得較為注意力集中，會找尋自己母親的臉，而且渴望吃奶。

尼德蘭阿姆斯特丹大學學院醫療中心的理查・狄萊烏博士，則已完成超過一百位嬰兒的大規模研究，但凡准許住進初生兒特別護理單位的新生兒，只要情形比較穩定，他都會讓他們安裝好換氣裝置去做袋鼠式護理。

父母親可以到學院醫療中心抱自己的寶寶，而且只要他們願意多久都行，狄萊烏博士發現通常父母親最少都會待上三十分鐘，最後他所得到的結果跟我們一樣的美好，小寶寶在被抱著的時候，皮膚溫度上升，而且呼吸模式正常化，另外或許最重要的是，跟沒做袋鼠式護理的寶寶比起來，他們罹患傳染病的比率不大。

依研究結果，狄萊烏下了個結論，即使對極小且狀況不穩定的寶寶來說，袋鼠式護理都是種安全的方法，他們的醫療狀況不會惡化，他從不曾因為臨床上發生問題而必須中止袋鼠式護理。

中期袋鼠式護理

當寶寶住院治療超過七天，情況穩定下來，且能住進保育器時，中期袋鼠式護理便可展開，這時等換氣裝置拿掉後就可以做袋鼠式護理了，在德國、芬蘭、英國和美國等地，針對這類早產兒做過相當多的研究。

研究調查結果再度一致，袋鼠式護理期間小寶寶在氧化情形、呼吸模式和體溫方面均出現改善（母親對寶寶的保暖作用勝過保育器，而且在袋鼠式護理進行時，呼吸模式幾乎完全正常）。

所有的父母親都喜歡這項措施，由於母親奶水增加，哺乳情形便也有了進步，做過袋鼠式護理的母親哺乳時間較易加長，另外在一項研究中，做過中期袋鼠式護理的寶寶較沒做過這措施的孩子，出院時間平均提早七天，而且六個月大的時候，哭泣明顯減少。

德國杜塞道夫大學的埃伯哈特•施密特博士則發現採用袋鼠式護理的母親，跟自己的寶寶有較強的認同感，在他的研究計劃中，允許母親們在小寶寶一離開保育器後，立刻便開始抱自己的寶寶，他主要的研究重點是餵食行為和感染現象，施密特博士發現在百分之五十的袋鼠式護理母親開始哺乳的時候，受控制的母子卻完全沒有哺乳行為，另外袋鼠式護理母親的奶水較其他母親多，導致他們的寶寶發育情形比較好，而且受到感染的比率較另一組受控制的寶寶低。

在華盛頓里奇蘭卡德里克醫療中心，我想做的是，讓還需要保育器做體溫控制的小寶寶採用袋鼠式護理，依我的判斷，袋鼠式護理如果能幫較大的寶寶維持體溫，那麼對較小的寶寶應該也會有用。

一開始時我們先觀察了三小時嬰兒在保育器裡的情形，然後我們讓母親們抱著自己寶寶三個小時，最後在寶寶回到保育器後，再觀察他們三小時，我們留心的是，當他們在母親的懷裡，感受到所有可能的刺激，諸如聽到心跳聲和說話聲、有韻律地被移動、撫摸和擁抱，在這時他們維持體溫和保持穩定的能力如何。

在一項有四位寶寶參加袋鼠式護理的試驗性研究中，我們發現在活動之前，他們有很多呼吸暫停和間歇式呼吸的情形出現，但在進行袋鼠式護理時，呼吸暫停的情形大幅減少，在三位寶寶身上已完全沒有這些現象，只有第四位仍有些呼吸上的困難，但是跟他在保育器裡的狀況比起來，在袋鼠式護理期間，呼吸暫停現象出現次數已大為減少。

在嘗試釐清這位寶寶為什麼會產生呼吸暫停時，我們注意到他在袋鼠式護理期間十分放鬆，完完全全停止活動，在他彎起身子，縮進手腳時，他的身體整個壓縮了起來，而且變得一點也不會焦慮不安，結果我們發現每次他徹底放鬆時，就有呼吸暫停現象發作，這讓我們想到，放鬆的程度可能會導致一種叫障礙性呼吸暫停的情況出現，使得進入肺部的氣流受到阻礙。

先前的研究全都無法確定袋鼠式護理時出現的呼吸暫停，究竟是障礙性，抑或是因腦部不成熟而導致的現象（這叫中央呼吸暫停），於是我們決定最好找出箇中原因，特別是如果我們想要確定袋鼠式護理對保育器寶寶是安全的，更要弄清楚，於是我們開始一項新的研究，目前我們已經收集了十五位袋鼠式護理和十五位受監控寶寶的資料，結果發現在袋鼠式護理期間，體重超過二千公克或更重的寶寶，中央呼吸暫停出現次數減低，障礙性呼吸暫停也未增加。

我們明白了假使小寶寶疲倦、無力而且虛弱，他可能在袋鼠式護理期間會沒辦法維持肺部膨脹，如此一來這些小寶寶的母親就得採斜躺姿勢，而不要坐起，此外還要將他的身子彎曲靠在自己一側胸口上，而不要讓他採直立姿勢，萬一小寶寶睡著後頭歪了下來，重新調好他的頭部位置，讓他頭部直立以維持氣管暢通，除此之外，在餵食之後頭半個小時，許多像這樣的較小的寶寶都應該嚴密加以留意，以防出現食道與胃間倒流。

現在我們讓母親們連續五天抱著寶寶做袋鼠式護理，來觀察頭一天裡的好的影響是否能持續。

晚期袋鼠式護理

晚期袋鼠式護理採行的時間，是在小寶寶能呼吸室內空氣，並且改睡開放式嬰兒床的時候，在這階段，袋鼠式護理有許多值得誇耀的好處：小寶寶更能充分接受哺乳，睡得很好、很少哭泣、開始變得警醒，並且跟他們的父母有了互動，他們展現良好的發育模式，這些寶寶是最容易接受袋鼠式護理的一群，他們佔參加研究計劃的早產兒的絕大部份。

我的小組跟我在一九八八年進行我們的第一件研究，以洛杉磯好萊塢長老醫院的寶寶為研究對象（他們已經準備將要出院了），因為認為他們的狀況比較穩定，我們通常會拿掉這些寶寶的監測器，不過為了供研究用，這時我們會將線路重新裝好，在袋鼠式護理之前，先做三小時觀察，之後在母親懷裡做袋鼠式護理的時間也是三小時，活動過後，仍是觀察三小時。

教人吃驚的是，在袋鼠式護理之前和之後的三小時裡，仍有這麼多的寶寶出現不正常的呼吸模式，而這幾乎就在將要出院之前！當初生兒醫學專家見到這份資料時，他教我們一個辦法，讓我們在小寶寶回家以前，記錄他們的呼吸模式，這份記錄叫做「肺部計量」（pm-eumogram），許多醫院在出院前一天晚上會做個十二小時肺部計量，來研判小寶寶是不是必須帶個呼吸暫停監測器回家。

但是在袋鼠式護理期間，呼吸模式是正常的，我們發現使用開放式嬰兒床的小寶寶既沒有呼吸暫停，也沒有間歇式呼吸現象出現。

這些結果真是振奮人心，於是我們決定再接著做隨機控制臨床實驗，這是種複雜的設計，我們必須選出幾個小寶寶，指定他們接受這項治療（袋鼠式護理），或是不必接受（受控制），然後比較所得資料，評估那些改變是跟袋鼠式護理有關，以便對起因和影響結果能有多些了解。

這項隨機控制實驗是由華盛頓里奇蘭市卡德里克醫療中心的十三位袋鼠式護理寶寶，以及十一位受控制寶寶共同完成，它顯現出同樣的結果，那就是在袋鼠式護理期間，小寶寶們漸漸暖和，而且呼吸暫停和間歇式呼吸現象均有減少，用來睡眠的時間增加了一倍，無目的活動浪費的時間鉅幅減少。

根據為使用開放式嬰兒床的小寶寶做一日袋鼠式護理隨機控制實驗的結果，國立衛生研究院、護理研究國家中心和支持保健相關研究的聯邦機構，答應提供資金，讓我們繼續對開放式嬰兒床的小寶寶做觀察，研判我們所見到的助益是否能持續到出院時，這項研究是在加州托蘭斯市瑪麗醫院的小公司進行，我們同時觀察餵食行為、嬰兒與母親壓力的減輕，和小寶寶是否較快出院等幾個項目。

袋鼠式護理的研究現仍在進行中，雖然有時候看起來似乎進展緩慢，但是在任何新的治療方法接受測試時，研究計劃必須以謹慎、計劃周詳和合乎條理的方法推展，如此才能研判出治療方法的安全性，就如你前面已讀過，早產兒有許多不同類型，袋鼠式護理有不同的開始進行時間，還有不同時間總數的護理活動，這所有的評估工作都需要時間，然而，在這麼多的研究中，我們已經看到相似的優點，所以，現在正是開始為所有開放式嬰兒床早產兒施行這項治療措施的時候了。

附錄C　計量換算

三〇公克＝一盎司

四五〇公克＝一磅

攝氏一度＝華氏五分之九度

攝氏三七度＝華氏九八・六度

攝氏三八度＝華氏一〇〇・四度

專門語彙

Apnea：呼吸暫停：指早產兒「忘記」呼吸的一段時間。

Artificial surfactants：人工表面活性物質：是種藥物，可幫助早產兒肺部變得較有彈性。

Betamethasone：這種藥物可幫助嬰兒肺部成熟。

Blow-by Oxygen：吹送式氧氣：將排放氧氣的管子放在嬰兒的鼻側，以補充氧氣供應。

Bradycardia：心跳減緩現象：每分鐘心跳次數在一百二十次以下。

Bradypnea：呼吸減緩現象：呼吸率降至每分鐘低於三十次以下。

Cannula：體腔血管插管：一種帶有叉狀管頭的細管子，藉此管不須增加氣壓或氧量，即可將氧氣送入嬰兒鼻內。

Central apnea：中央呼吸暫停；因腦部而造成的呼吸停止現象。

Continuous positive airway pressure（CPAP）：持續正量通氣孔氣壓，這是換氣裝置上一種指定功能，可以維持小量固定氣壓，以保持通氣孔開啟。

Dexamethasone：這種藥物可促進肺部成熟。

Flexion：屈身；這是重胎兒的姿勢，將手臂自肘部彎曲，腿部自膝蓋縮起。

Full-term baby：足月；任何懷孕期在三十八週到四十二週之間的嬰兒，均可稱為足月。

Gastroesophageal reflux babies：食道胃間倒流嬰兒；指因胃部及食道肌肉活動能力尚未成熟，以致常常吐奶的嬰兒。

Gavage feeding：胃管餵食；將一根管子經由嬰兒喉嚨插入胃中，以導引液體食物進入胃部。

Gestational age：懷孕期；指嬰兒在子宮裡的週數，足月的懷孕期為四十週。

Grunting respirations：咕嚕作聲的呼吸；這是呼吸不適的一種早期跡象，當嬰兒為防止肺部塌陷，本能地努力要留存一些空氣在通路中時，所發出的聲音。

Incubator：初生兒保育器：一種密閉式的保暖機件，通常是用透明塑膠製成。

Intraventricular hemorrhage：腦腔內部出血：因腦部血壓變化，而致血液流入腦部。

Intubation：插管：將一根管子沿嬰兒喉嚨插入肺部，以確保肺部接受足夠的氧氣。

Jaundice：黃疸：這是種醫療狀況，由於嬰兒的肝臟尚未成熟，無法破壞老舊的紅血球細胞，致細胞聚集在皮膚下，形成淡黃的膚色。黃疸症狀可施以光照治療，破壞血液細胞。

Latency to respond：潛伏性反應：早產兒需要時間來處理環境輸入的資訊，而後才能改變行為。

Medical touch：醫療性接觸：指任何跟治療有關的觸碰。

Minimal handling baby：微量處理嬰兒：指不能忍受經常性的醫療接觸的嬰兒，工作人員應將醫療措施合併在一起做。

Neonatologist：初生兒醫學專家：指專擅於初生兒問題的醫師。

Neutral thermal zone：中間體溫帶：嬰兒體溫和在此一溫度內，所需消耗氧氣可降至最小。

Nippling baby：奶頭嬰兒：指能藉由吸吮奶瓶或母親乳房吸收營養的嬰兒。

NPO：是種醫學術語，代表不經由嘴巴吃進任何東西（沒有食品或藥物）。

Obstructive apnea：障礙性呼吸暫停：因為通向肺部氣流受到阻礙，而致產生呼吸中止現象。

Oxygen saturation（亦可作 SaO_2 或 O_2Sat）：帶氧飽和度：指的是血液中攜帶多少氧氣，正常比率為百分之八十八到一百飽和度。

Oxytocin：腦下垂體後葉荷爾蒙：對奶水排出反射作用具有決定性影響力，可使乳汁液囊周圍肌肉細胞收縮，從而引起奶水分泌。另外，也能促使子宮肌肉收縮。

Parenteral nutrition：腸外營養：指直接導引進入血液的含營養成份液體。

Percutaneous line：皮下執行運輸管線：指由手臂靜脈穿入，可通抵心臟的皮下管子，嬰兒可經由此處得到營養供應。

Periodic breathing：間歇式呼吸：是至少每三天短暫的呼吸暫停後，即輪替出現一次大口深呼吸的呼吸狀態。

Postconceptional age：後懷孕期：指在子宮中的週數，再加上離開子宮後的週數。

Premature baby（亦作 preterm 或 premie）：早產兒：指任何懷孕期未滿三十八週

的嬰兒。

Premie nipple：早產兒奶頭：，一種可使奶水較易流出的特製奶瓶頭，亦可防止餵食期間奶水由口中溢出。

Pulse oxymeter：脈搏氧氣計量器：，一種可測量血液帶氧飽和度的感應器。

Radiant warmer：輻射保暖裝置：，一種開放式平板床，在嬰兒上方裝設有加熱設備，比較虛弱的嬰兒被安置在輻射加熱裝置上，比較易於接近。

Random startle：無目的驚愕：，這是種反射動作，小寶寶會突然踢出他的腳，並大張開雙手，而後才戰慄地將手腳收回中線位置（也有人叫「摩洛反射」Moro reflex）。

Servo-control：自動控制裝置：，這是一種小型扁平磁碟片，可將嬰兒的體溫傳達到輻射保暖裝置或保育器，使保暖裝置可以維持嬰兒的適當體溫。

Social touch：社交接觸：，可給人安慰、讓人平靜並充滿情感的撫觸。

Tachycardia：心悸亢進：，是種高速心跳現象，心跳次數每分鐘可達一百六十次甚或更多。

Tachypnea：呼吸加速：，是種高速的呼吸率（在哭泣時，每分鐘可達六十次）。

Theophylline：茶鹼，這種藥物可用來調節呼吸。

Thermoregulatory system：溫度調節系統，包括有下視丘、血管、皮膚和汗腺等，各部份功能結合在一起便可幫助一個人調節體溫。

Thermoregulatory behaviors：溫度調節行為，小寶寶為了冷卻自己，而將一隻胳臂或腿伸出身體外的行為。

Total parenteral feeding：全額腸外餵食，意謂所有的營養都是經過嬰兒的血管輸入（這也叫 TPN）。

Transcutaneous（through the skin）pressure of oxygen（也作 $TCPO_2$）：皮下氧氣氣壓，這是種利用感應器，來測量皮膚下方血球細胞中攜帶的氧氣壓力的方法。

Umbilical artery catheter：臍帶動脈導管，將一根細管子插入肚臍，以便負責護理人員能夠測量內部血壓、血流量和血液帶氧指數，並採取血液樣本，而不必連累嬰兒反覆受針扎之苦（亦作UAC或U線）。

Vasopressor：血管收縮劑，這是一個醫藥一般術語，這種藥物可幫助調節血壓。

Ventilator：換氣裝置，這是種可幫助嬰兒呼吸的機器（亦有人叫它人工呼吸裝置）。

關於作者：

蘇珊・戈蘭　文學碩士是位專擅於父母角色、保健和婦女議題等方面題材的作家，著作頗豐，或與人合著或獨力執筆，其作品有：《如何才能有個較聰明的寶寶》、《不再有子宮切除》、《訓練你的學齡前稚子並感受他的好》、《幼稚園》、《以前不是這個樣子》、《跟你的孩子心有靈犀一點通》、《天賜麟子的樂趣與挑戰》、《在工作上贏一局》、《找時間扮演父親的角色》、《五十種保護自己孩子的方法》、《收拾殘局：克服八種慢性疾病的恐懼》等。

她撰寫的有關於父母角色、婦女議題、保健和心理學等方面專欄文章，廣見於洛杉磯時報，同時亦在《哈潑跳蚤市場》、《新時代雜誌》、《洛杉磯時報雜誌》、《讀者文摘》、《芝加哥論壇》、《波士頓金球》、《邁阿密先鋒》、《丹佛郵報》、《洛杉磯雙親》、《洛杉磯週報》、和《PTA 今貌》等刊物上發表。

蘇珊・戈蘭現與大婿定居於加州洛杉磯，她擁有法國文學碩士學位，並有兩個已達大學年齡的女兒。

大展出版社有限公司	圖書目錄
地址：台北市北投區11204 致遠一路二段12巷1號 郵撥： 0166955～1	電話：(02) 8236031 8236033 傳眞：(02) 8272069

•法律專欄連載•電腦編號58

台大法學院 法律學系／策劃 法律服務社／編著

①別讓您的權利睡著了1	200元
②別讓您的權利睡著了2	180元

•趣味心理講座•電腦編號15

①性格測驗1	探索男與女	淺野八郎著	140元
②性格測驗2	透視人心奧秘	淺野八郎著	140元
③性格測驗3	發現陌生的自己	淺野八郎著	140元
④性格測驗4	發現你的真面目	淺野八郎著	140元
⑤性格測驗5	讓你們吃驚	淺野八郎著	140元
⑥性格測驗6	洞穿心理盲點	淺野八郎著	140元
⑦性格測驗7	探索對方心理	淺野八郎著	140元
⑧性格測驗8	由吃認識自己	淺野八郎著	140元
⑨性格測驗9	戀愛知多少	淺野八郎著	140元
⑩性格測驗10	由裝扮瞭解人心	淺野八郎著	140元
⑪性格測驗11	敲開內心玄機	淺野八郎著	140元
⑫性格測驗12	透視你的未來	淺野八郎著	140元
⑬血型與你的一生		淺野八郎著	140元
⑭趣味推理遊戲		淺野八郎著	140元

•婦 幼 天 地•電腦編號16

①八萬人減肥成果	黃靜香譯	150元
②三分鐘減肥體操	楊鴻儒譯	130元
③窈窕淑女美髮秘訣	柯素娥譯	130元
④使妳更迷人	成　玉譯	130元
⑤女性的更年期	官舒妍編譯	130元
⑥胎內育兒法	李玉瓊編譯	120元
⑧初次懷孕與生產	婦幼天地編譯組	180元

⑨初次育兒12個月	婦幼天地編譯組	180元
⑩斷乳食與幼兒食	婦幼天地編譯組	180元
⑪培養幼兒能力與性向	婦幼天地編譯組	180元
⑫培養幼兒創造力的玩具與遊戲	婦幼天地編譯組	180元
⑬幼兒的症狀與疾病	婦幼天地編譯組	180元
⑭腿部苗條健美法	婦幼天地編譯組	150元
⑮女性腰痛別忽視	婦幼天地編譯組	150元
⑯舒展身心體操術	李玉瓊編譯	130元
⑰三分鐘臉部體操	趙薇妮著	120元
⑱生動的笑容表情術	趙薇妮著	120元
⑲心曠神怡減肥法	川津祐介著	130元
⑳內衣使妳更美麗	陳玄茹譯	130元
㉑瑜伽美姿美容	黃靜香編著	150元
㉒高雅女性裝扮學	陳珮玲譯	180元

•青 春 天 地• 電腦編號17

①A血型與星座	柯素娥編譯	120元
②B血型與星座	柯素娥編譯	120元
③O血型與星座	柯素娥編譯	120元
④AB血型與星座	柯素娥編譯	120元
⑤青春期性教室	呂貴嵐編譯	130元
⑥事半功倍讀書法	王毅希編譯	130元
⑦難解數學破題	宋釗宜編譯	130元
⑧速算解題技巧	宋釗宜編譯	130元
⑨小論文寫作秘訣	林顯茂編譯	120元
⑩視力恢復！超速讀術	江錦雲譯	130元
⑪中學生野外遊戲	熊谷康編著	120元
⑫恐怖極短篇	柯素娥編譯	130元
⑬恐怖夜話	小毛驢編譯	130元
⑭恐怖幽默短篇	小毛驢編譯	120元
⑮黑色幽默短篇	小毛驢編譯	120元
⑯靈異怪談	小毛驢編譯	130元
⑰錯覺遊戲	小毛驢編譯	130元
⑱整人遊戲	小毛驢編譯	120元
⑲有趣的超常識	柯素娥編譯	130元
⑳哦！原來如此	林慶旺編譯	130元
㉑趣味競賽100種	劉名揚編譯	120元
㉒數學謎題入門	宋釗宜編譯	150元
㉓數學謎題解析	宋釗宜編譯	150元
㉔透視男女心理	林慶旺編譯	120元

㉕少女情懷的自白	李桂蘭編譯	120元
㉖由兄弟姊妹看命運	李玉瓊編譯	130元
㉗趣味的科學魔術	林慶旺編譯	150元
㉘趣味的心理實驗室	李燕玲編譯	150元
㉙愛與性心理測驗	小毛驢編譯	130元
㉚刑案推理解謎	小毛驢編譯	130元
㉛偵探常識推理	小毛驢編譯	130元
㉜偵探常識解謎	小毛驢編譯	130元
㉝偵探推理遊戲	小毛驢編譯	130元
㉞趣味的超魔術	廖玉山編著	150元
㉟趣味的珍奇發明	柯素娥編著	150元

•健 康 天 地• 電腦編號18

①壓力的預防與治療	柯素娥編譯	130元
②超科學氣的魔力	柯素娥編譯	130元
③尿療法治病的神奇	中尾良一著	130元
④鐵證如山的尿療法奇蹟	廖玉山譯	120元
⑤一日斷食健康法	葉慈容編譯	120元
⑥胃部強健法	陳炳崑譯	120元
⑦癌症早期檢查法	廖松濤譯	130元
⑧老人痴呆症防止法	柯素娥編譯	130元
⑨松葉汁健康飲料	陳麗芬編譯	130元
⑩揉肚臍健康法	永井秋夫著	150元
⑪過勞死、猝死的預防	卓秀貞編譯	130元
⑫高血壓治療與飲食	藤山順豐著	150元
⑬老人看護指南	柯素娥編譯	150元
⑭美容外科淺談	楊啟宏著	150元
⑮美容外科新境界	楊啟宏著	150元
⑯鹽是天然的醫生	西英司郎著	140元

•實用女性學講座• 電腦編號19

①解讀女性內心世界	島田一男著	150元
②塑造成熟的女性	島田一男著	150元

•校 園 系 列• 電腦編號20

①讀書集中術	多湖輝著	150元
②應考的訣竅	多湖輝著	150元
③輕鬆讀書贏得聯考	多湖輝著	150元

・實用心理學講座・電腦編號21

①拆穿欺騙伎倆	多湖輝著	140元
②創造好構想	多湖輝著	140元
③面對面心理術	多湖輝著	140元
④僞裝心理術	多湖輝著	140元
⑤透視人性弱點	多湖輝著	140元
⑥自我表現術	多湖輝著	150元
⑦不可思議的人性心理	多湖輝著	150元
⑧催眠術入門	多湖輝著	150元
⑨責罵部屬的藝術	多湖輝著	150元
⑩精神力	多湖輝著	150元

・超現實心理講座・電腦編號22

①超意識覺醒法	詹蔚芬編譯	130元
②護摩秘法與人生	劉名揚編譯	130元
③秘法！超級仙術入門	陸　明譯	150元
④給地球人的訊息	柯素娥編著	150元
⑤密教的神通力	劉名揚編著	130元
⑥神秘奇妙的世界	平川陽一著	180元

・養 生 保 健・電腦編號23

①醫療養生氣功	黃孝寬著	250元

・心 靈 雅 集・電腦編號00

①禪言佛語看人生	松濤弘道著	180元
②禪密教的奧秘	葉逯謙譯	120元
③觀音大法力	田口日勝著	120元
④觀音法力的大功德	田口日勝著	120元
⑤達摩禪106智慧	劉華亭編譯	150元
⑥有趣的佛教研究	葉逯謙編譯	120元
⑦夢的開運法	蕭京凌譯	130元
⑧禪學智慧	柯素娥編譯	130元
⑨女性佛教入門	許俐萍譯	110元
⑩佛像小百科	心靈雅集編譯組	130元
⑪佛教小百科趣談	心靈雅集編譯組	120元
⑫佛教小百科漫談	心靈雅集編譯組	150元

⑬佛教知識小百科	心靈雅集編譯組	150元
⑭佛學名言智慧	松濤弘道著	180元
⑮釋迦名言智慧	松濤弘道著	180元
⑯活人禪	平田精耕著	120元
⑰坐禪入門	柯素娥編譯	120元
⑱現代禪悟	柯素娥編譯	130元
⑲道元禪師語錄	心靈雅集編譯組	130元
⑳佛學經典指南	心靈雅集編譯組	130元
㉑何謂「生」　阿含經	心靈雅集編譯組	150元
㉒一切皆空　般若心經	心靈雅集編譯組	150元
㉓超越迷惘　法句經	心靈雅集編譯組	130元
㉔開拓宇宙觀　華嚴經	心靈雅集編譯組	130元
㉕真實之道　法華經	心靈雅集編譯組	130元
㉖自由自在　涅槃經	心靈雅集編譯組	130元
㉗沈默的教示　維摩經	心靈雅集編譯組	150元
㉘開通心眼　佛語佛戒	心靈雅集編譯組	130元
㉙揭秘寶庫　密教經典	心靈雅集編譯組	130元
㉚坐禪與養生	廖松濤譯	110元
㉛釋尊十戒	柯素娥編譯	120元
㉜佛法與神通	劉欣如編著	120元
㉝悟（正法眼藏的世界）	柯素娥編譯	120元
㉞只管打坐	劉欣如編譯	120元
㉟喬答摩・佛陀傳	劉欣如編著	120元
㊱唐玄奘留學記	劉欣如編譯	120元
㊲佛教的人生觀	劉欣如編譯	110元
㊳無門關（上卷）	心靈雅集編譯組	150元
㊴無門關（下卷）	心靈雅集編譯組	150元
㊵業的思想	劉欣如編著	130元
㊶佛法難學嗎	劉欣如著	140元
㊷佛法實用嗎	劉欣如著	140元
㊸佛法殊勝嗎	劉欣如著	140元
㊹因果報應法則	李常傳編	140元
㊺佛教醫學的奧秘	劉欣如編著	150元
㊻紅塵絕唱	海　若著	130元
㊼佛教生活風情	洪丕謨、姜玉珍著	220元

•經 營 管 理• 電腦編號01

◎創新經營六十六大計（精）	蔡弘文編	780元
①如何獲取生意情報	蘇燕謀譯	110元
②經濟常識問答	蘇燕謀譯	130元

③股票致富68秘訣	簡文祥譯	100元
④台灣商戰風雲錄	陳中雄著	120元
⑤推銷大王秘錄	原一平著	100元
⑥新創意・賺大錢	王家成譯	90元
⑦工廠管理新手法	琪　輝著	120元
⑧奇蹟推銷術	蘇燕謀譯	100元
⑨經營參謀	柯順隆譯	120元
⑩美國實業24小時	柯順隆譯	80元
⑪撼動人心的推銷法	原一平著	120元
⑫高竿經營法	蔡弘文編	120元
⑬如何掌握顧客	柯順隆譯	150元
⑭一等一賺錢策略	蔡弘文編	120元
⑯成功經營妙方	鐘文訓著	120元
⑰一流的管理	蔡弘文編	150元
⑱外國人看中韓經濟	劉華亭譯	150元
⑲企業不良幹部群相	琪輝編著	120元
⑳突破商場人際學	林振輝編著	90元
㉑無中生有術	琪輝編著	140元
㉒如何使女人打開錢包	林振輝編著	100元
㉓操縱上司術	邑井操著	90元
㉔小公司經營策略	王嘉誠著	100元
㉕成功的會議技巧	鐘文訓編譯	100元
㉖新時代老闆學	黃柏松編著	100元
㉗如何創造商場智囊團	林振輝編譯	150元
㉘十分鐘推銷術	林振輝編譯	120元
㉙五分鐘育才	黃柏松編譯	100元
㉚成功商場戰術	陸明編譯	100元
㉛商場談話技巧	劉華亭編譯	120元
㉜企業帝王學	鐘文訓譯	90元
㉝自我經濟學	廖松濤編譯	100元
㉞一流的經營	陶田生編著	120元
㉟女性職員管理術	王昭國編譯	120元
㊱ＩＢＭ的人事管理	鐘文訓編譯	150元
㊲現代電腦常識	王昭國編譯	150元
㊳電腦管理的危機	鐘文訓編譯	120元
㊴如何發揮廣告效果	王昭國編譯	150元
㊵最新管理技巧	王昭國編譯	150元
㊶一流推銷術	廖松濤編譯	120元
㊷包裝與促銷技巧	王昭國編譯	130元
㊸企業王國指揮塔	松下幸之助著	120元
㊹企業精銳兵團	松下幸之助著	120元

㊺企業人事管理	松下幸之助著	100元
㊻華僑經商致富術	廖松濤編譯	130元
㊼豐田式銷售技巧	廖松濤編譯	120元
㊽如何掌握銷售技巧	王昭國編著	130元
㊿洞燭機先的經營	鐘文訓編譯	150元
52新世紀的服務業	鐘文訓編譯	100元
53成功的領導者	廖松濤編譯	120元
54女推銷員成功術	李玉瓊編譯	130元
55ＩＢＭ人才培育術	鐘文訓編譯	100元
56企業人自我突破法	黃琪輝編著	150元
58財富開發術	蔡弘文編著	130元
59成功的店舖設計	鐘文訓編著	150元
61企管回春法	蔡弘文編著	130元
62小企業經營指南	鐘文訓編譯	100元
63商場致勝名言	鐘文訓編譯	150元
64迎接商業新時代	廖松濤編譯	100元
66新手股票投資入門	何朝乾　編	180元
67上揚股與下跌股	何朝乾編譯	180元
68股票速成學	何朝乾編譯	180元
69理財與股票投資策略	黃俊豪編著	180元
70黃金投資策略	黃俊豪編著	180元
71厚黑管理學	廖松濤編譯	180元
72股市致勝格言	呂梅莎編譯	180元
73透視西武集團	林谷燁編譯	150元
76巡迴行銷術	陳蒼杰譯	150元
77推銷的魔術	王嘉誠譯	120元
7860秒指導部屬	周蓮芬編譯	150元
79精銳女推銷員特訓	李玉瓊編譯	130元
80企劃、提案、報告圖表的技巧	鄭　汶　譯	180元
81海外不動產投資	許達守編譯	150元
82八百件的世界策略	李玉瓊譯	150元
83服務業品質管理	吳宜芬譯	180元
84零庫存銷售	黃東謙編譯	150元
85三分鐘推銷管理	劉名揚編譯	150元
86推銷大王奮鬥史	原一平著	150元
87豐田汽車的生產管理	林谷燁編譯	150元

•成功寶庫• 電腦編號02

①上班族交際術	江森滋著	100元
②拍馬屁訣竅	廖玉山編譯	110元

④聽話的藝術	歐陽輝編譯	110元
⑨求職轉業成功術	陳　義編著	110元
⑩上班族禮儀	廖玉山編著	120元
⑪接近心理學	李玉瓊編著	100元
⑫創造自信的新人生	廖松濤編著	120元
⑭上班族如何出人頭地	廖松濤編著	100元
⑮神奇瞬間瞑想法	廖松濤編譯	100元
⑯人生成功之鑰	楊意苓編著	150元
⑱潛在心理術	多湖輝　著	100元
⑲給企業人的諍言	鐘文訓編著	120元
⑳企業家自律訓練法	陳　義編譯	100元
㉑上班族妖怪學	廖松濤編著	100元
㉒猶太人縱橫世界的奇蹟	孟佑政編著	110元
㉓訪問推銷術	黃静香編著	130元
㉕你是上班族中強者	嚴思圖編著	100元
㉖向失敗挑戰	黃静香編著	100元
㉙機智應對術	李玉瓊編著	130元
㉚成功頓悟100則	蕭京凌編譯	130元
㉛掌握好運100則	蕭京凌編譯	110元
㉜知性幽默	李玉瓊編譯	130元
㉝熟記對方絕招	黃静香編譯	100元
㉞男性成功秘訣	陳蒼杰編譯	130元
㊱業務員成功秘方	李玉瓊編著	120元
㊲察言觀色的技巧	劉華亭編著	130元
㊳一流領導力	施義彥編譯	120元
㊴一流說服力	李玉瓊編著	130元
㊵30秒鐘推銷術	廖松濤編譯	120元
㊶猶太成功商法	周蓮芬編譯	120元
㊷尖端時代行銷策略	陳蒼杰編著	100元
㊸顧客管理學	廖松濤編著	100元
㊹如何使對方說Yes	程　羲編著	150元
㊺如何提高工作效率	劉華亭編著	150元
㊼上班族口才學	楊鴻儒譯	120元
㊽上班族新鮮人須知	程　羲編著	120元
㊾如何左右逢源	程　羲編著	130元
㊿語言的心理戰	多湖輝著	130元
51扣人心弦演說術	劉名揚編著	120元
53如何增進記憶力、集中力	廖松濤譯	130元
55性惡企業管理學	陳蒼杰譯	130元
56自我啟發200招	楊鴻儒編著	150元
57做個傑出女職員	劉名揚編著	130元

國立中央圖書館出版品預行編目資料

早產兒袋鼠式護理／蘇珊・拉丁頓霍伊、
蘇珊・戈蘭著；唐岱蘭譯，
--初版--臺北市；大展，民83
面；　　公分，--（婦幼天地；7）
譯自：Kangaroo Care
The Best You Can Do To Help Your
Preterm Infant
ISBN 957-557-470-2（平裝）

1.兒科
417.5171　　83009211

ISBN 957-557-470-2

早產兒袋鼠式護理

原 著 者／蘇珊・拉丁頓霍伊
蘇珊・戈蘭
編 譯 者／唐 岱 蘭
發 行 人／蔡 森 明
出 版 者／大展出版社有限公司
社　　址／台北市北投區（石牌）
致遠一路二段12巷1號
電　　話／（02）8236031・8236033
傳　　眞／（02）8272069
郵政劃撥／0166955－1
登 記 證／局版臺業字第2171號

法律顧問／劉 鈞 男 律師
承 印 者／高星企業有限公司
裝　　訂／日新裝訂所
排 版 者／千賓電腦打字有限公司
電　　話／（02）8836052
初　　版／1994年（民83年）10月
定　　價／200元

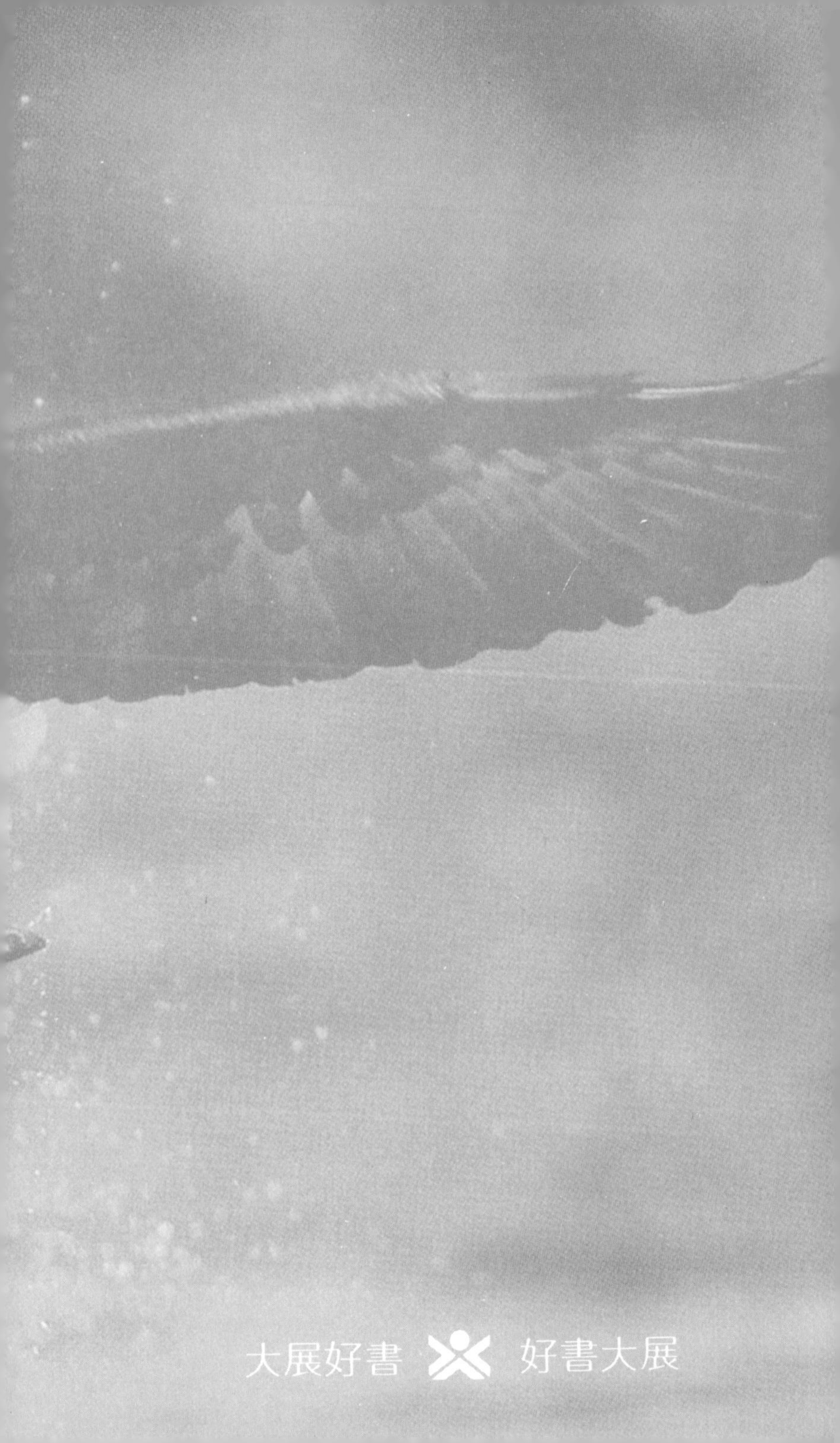
大展好書 好書大展

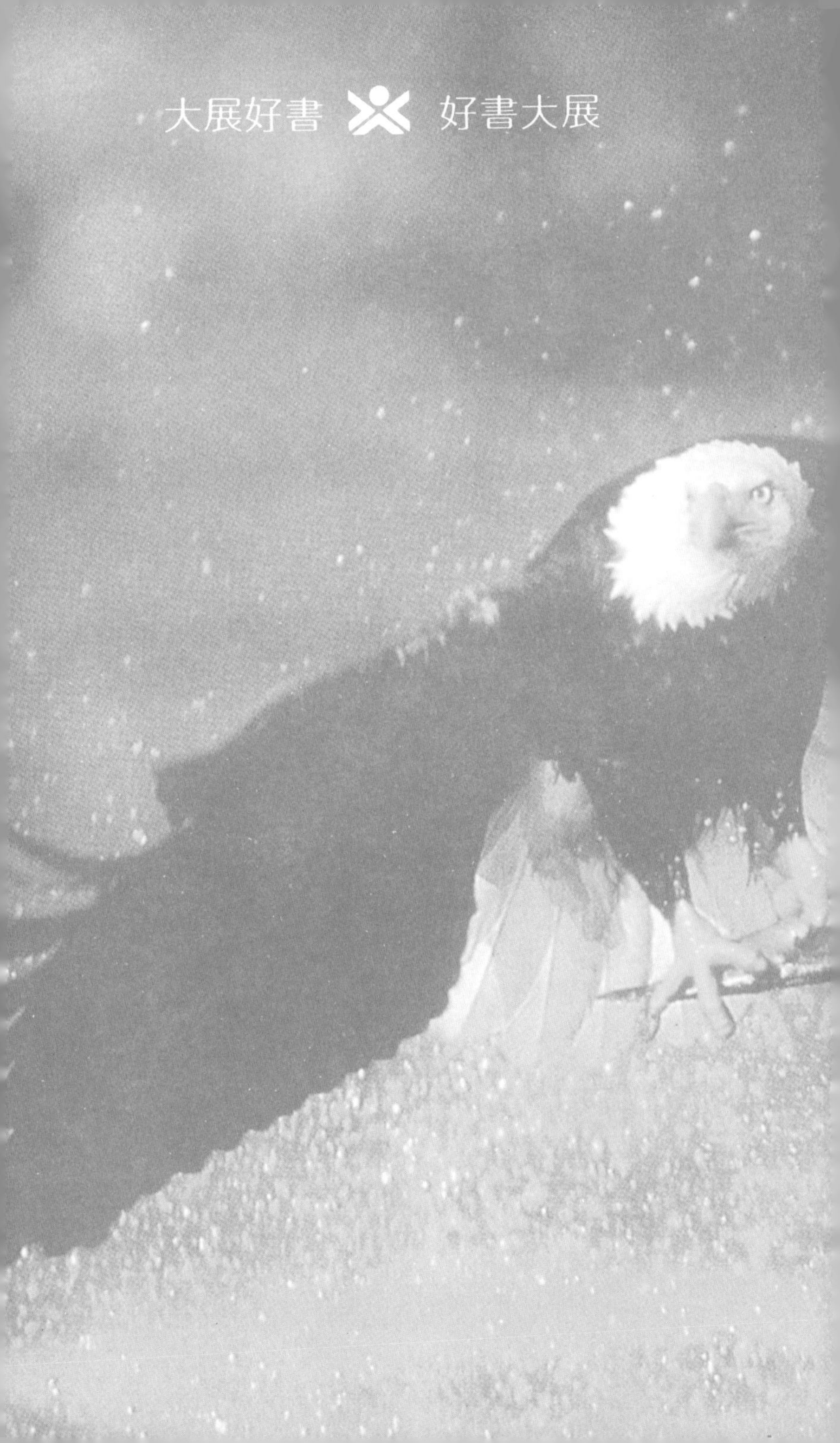
大展好書 好書大展